KB047340

세계 최고의 안과의사가 알려주는

100세
눈건강법

세계 최고의 안과의사가 알려주는

100세
눈건강법

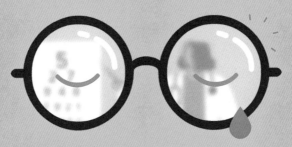

후카사쿠 히데하루 지음
오나영 옮김

서사원

우리 사회 전체가 코로나바이러스감염증(COVID-19)을 겪으며 모든 영역에서 변화가 필요한 상황입니다. 의학 분야에서도, 국제 학회들은 다소 시차가 있긴 하지만 인터넷을 통한 화상회의 개최로 바뀌었습니다. 이전에는 해외로 직접 가서 배워야 했던 새로운 지식과 수술 방법이 인터넷을 통해 소개되고 있고, 언제든 안과치료의 최신 지견에 대한 정보를 얻을 수 있게 되었습니다.

인간은 정보의 90%를 눈을 통해 얻는다고 알려져 있습니다. 새롭게 다가올 정보의 시대에는 우리 눈의 기능을 보다 중요하게 여기게 될 것입니다. 더욱이 100세 시대에 접어든 요즘, 실제 눈의 수명은 고작 60~70년에 지나지 않아 눈의 수명을 연장시키려는 노력이 필요합니다.

100세까지 수명이 길어졌어도 눈이 불편하다면 생활의 질을 장담할 수 없고 마음 편히 일상을 유지하기 어렵습니다. 또한 그보다 앞서 제대로 된 새로운 눈에 관한 정보를 알지 못해 병을 앓게 되거나 치료가 늦어지기도 하고, 부적절한 치료를 받아 시력을 잃게 되는 안타까운 경우도 적지 않습니다.

이런 상황을 마주하게 되면서 이번에는, 모든 분들께 소중한 우리 눈에 관한 보다 깊이 있는 정보를 알려드리고자 이 책을 쓰게 되었습니다.

Part 1에서는 눈의 구조와 기능, 그리고 눈 질환을 조기 발견하고 치료할 수 있는 기본적인 지식을 설명합니다. 눈은 중요한 역할을 담당하고 있는데 그에 관한 지식이 없으면 병을 유발하기 쉽습니다.

Part 2에서는 바로 실천 가능한 눈에 이로운 영양과 일상생활의 지식에 관해 설명합니다. 이 장에서 다루는 내용은 모두 혼자서 실천해볼 수 있는 내용들로 눈 질환을 예방하는 데 도움이 되리라 생각합니다.

Part 3에서는 실제 진찰을 받게 되는 경우 알아두면 좋은 지식과 최신 치료 방법에 대해 설명합니다. 어느 날 눈에 이상이 생겼을 때 최신 치료 방법에 대한 정보가 전혀 없으면 적절치 않은 치료를 받고 시력을 잃게 될 수 있습니다. 우리 일상에서 언젠가 일어날지도 모르는 눈 질환에 대비해 마음과 지식 양면으로 늘 준비하는 자세가 중요합니다.

이 책에서는 안과 전문지식을 모든 분들이 이해할 수 있도록 그림과 표를 이용해 설명하고 있습니다.

이 책을 잘 참고해서 언제나 눈 건강이 유지되는 생활을 하시고, 혹시라도 질환이 생겼을 경우에는 그에 맞는 가장 적절한 치료를 받을 수 있도록 눈에 관한 지식을 잘 익히셔서 늘 건강한 눈과 시력을 가지시길 바랍니다.

차례

시작하는 말   4
이 책의 활용 방법   10

PART 1 알아두면 좋은 눈과 시력에 관한 기초 지식

- 건강한 눈의 구조   12
- 실명의 원인은 녹내장이 4분의 1을 차지한다   14
- 하이브리드 이미지를 이용해 시력을 체크해보자   16
- 격자 모양을 이용해 눈의 질병을 발견할 수 있다   18
- 안구건조증은 눈의 피지 부족이 원인일 수 있다   22
- 보이고 있다고 생각하지만 보이지 않는다   24
- 백내장이 시작되면 색을 구별하기 어려워진다   26
- 백내장이 무서운 이유는 일상에서 보이는 것들이 달라지기 때문이다   28
- 잘 보이지 않으면 인지증(치매)과 활동 저하로 이어진다   30
- 젊은층에서도 백내장 발생! 40대도 안심할 수 없다!   32
- 아직 젊어 보여도 눈은 한 걸음 먼저 노화된다   34

● 눈 질병의 대부분은 모세혈관의 퇴화 때문이다   36

● 안정피로는 초점 조절 근육의 긴장으로 초래된다   38

● 근시, 원시, 노안은 시력 조절 장애이다   40

● 직사광선을 만만히 봐서는 안 된다   42

● 눈에 좋은 콘택트렌즈란 없다   44

● 아토피성 눈 질환이 증가하고 있다   46

가장 흔한 눈의 증상! 해당된다면 안과 진료를 받아보자   48

칼럼 01   명화를 보면서 알게 되는 화가들의 눈에 비친 사물과 눈의 질병   50

PART 2   눈 건강에 도움되는 생활습관

● 안구 체조는 망막박리를 초래하는 최악의 습관   52

● 근거 없는 눈 건강법에 현혹되지 마라   54

● 눈은 씻는 곳이 아니다! 눈물을 소중히 하자   56

● 눈을 위해 섭취하면 좋은 녹황색 채소의 색소   58

● 해산물을 통해 붉은 색소와 오메가3 지질을 얻는다   62

● 눈에 필요한 좋은 지방을 적당량 섭취한다   64

● 고혈당은 망막증의 원인! 당질 제한이 우선이다   66

● 식이섬유는 혈당을 안정시키고, 장 운동에 좋다   68

● 눈에는 비타민 B군이 중요하다   70

● 스마트폰의 블루라이트로 눈은 피로하다   72

● 블루라이트 차단 상품을 활용한다   74

● 1km 이상 떨어진 먼 곳의 경치를 바라보며 눈을 쉬게 하자   76

● 1시간에 한 번, 5m 이상 떨어진 곳을 멍하니 바라보자   78

● 피로한 눈에는 스팀 타월을 올려 눈을 따뜻하게 하자   80

● 경혈 자극은 눈의 피로와 초기 근시에 효과적이다   82

● 눈에 효과적인 경혈점을 기억해두자   84

● 목과 어깨의 혈액순환을 좋게 하는 작은 습관   88

● 두피 마사지로 눈이 편해질 수 있다   90

● 밤에는 욕조에 몸을 담그고 따뜻하게 하면 혈행이 개선된다   92

● 피지를 과도하게 제거하지 않고, 건조할 때는 오일을 사용하자   94

● 눈의 피로 해소에 중요한 취침 전 1시간   96

● 적정한 시력 교정이 눈의 부담을 줄인다   98

● 안약을 안전하게 효과적으로 사용하는 방법   100

칼럼 02   예방은 최고의 치료이다.
소중한 눈을 보호하기 위해서는 매일 세심한 관찰이 필요하다.   102

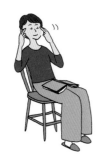

PART 3 안과에서 받는 후회하지 않는 눈 치료

- 전문의의 치료를 받을 때 고려할 점 104
- 백내장은 수정체의 혼탁으로 인한 시력 저하 106
- 백내장을 고칠 수 있는 방법은 수술 치료뿐이다 108
- 백내장 수술을 받기 전과 받은 후 110
- 생활 패턴에 맞게 안내렌즈를 선택하는 방법 116
- 수술 후에는 셀프 체크와 셀프 케어가 중요하다 118
- 백내장 수술은 비용이 얼마나 될까? 120
- 녹내장은 안압 등에 의한 시신경 장애다 122
- 녹내장은 수술로 치료할 수 있는 병이다 124
- 망막박리는 시력 장애와 실명으로 직결된다 126
- 당뇨병성 망막증은 실명의 위험성이 높다 128
- 당뇨병성 망막증의 예방과 치료법 130
- 황반변성은 시력 저하의 큰 원인이다 132
- 근시를 치료하는 라식과 ICL에 관한 지식 134

속성으로 이해하는 안과 검사 136
후회하지 않을 안과 의사 선택 방법 138
사실이야? 거짓이야? 눈에 관한 Q&A 140

마치는 말 142

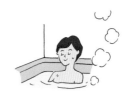

이 책의 활용 방법

이 책은 눈의 피로가 신경 쓰이는 분, 시력이 감퇴되고 있다고 느끼는 분들을 위해 시력을 지키는 생활 방법과 눈 질환의 조기 발견을 돕기 위해 썼습니다. '평생 건강한 눈으로 살기' 위해 정말로 필요한 것들을 모았기 때문에 자주 펼쳐보며 생활습관을 되돌아보시기 바랍니다. 특히 눈에 이상이 생겼을 때, 신속하고 적절하게 대처할 수 있는 이정표가 될 것입니다.

● Part 1, Part 2에서는 눈에 부담을 주지 않는 생활습관, 눈에 좋다고 알려졌지만 해서는 안 되는 민간요법, 눈 트러블을 조기 발견하기 위한 자가진단법 등을 소개합니다. 눈의 수명을 연장하기 위해 알아 두면 좋은 방법이 많이 있습니다. 병으로 진전되지 않게 하기 위한 목적뿐만 아니라 백내장과 녹내장 수술을 받은 사람도 그 이후의 시력을 잘 유지하기 위해서는 이 방법들을 실천해주시기 바랍니다.

● 스마트폰을 장시간 사용하지 않기, 먼 곳을 보기, 자외선 차단하기, 규칙적인 셀프 체크 등 눈의 부담을 덜고 변화를 놓치지 않기 위해 소개된 생활 방법들이 부디 독자 여러분에게 매일매일의 습관으로 자리 잡기를 바랍니다.

● 부족하기 쉬운 식재료와 영양소를 채우는 것도 중요하지만 영양 섭취에만 집중한다고 해서 증상이 개선되는 것은 아닙니다. 식사는 영양을 골고루 섭취하도록 합시다. 특히 당뇨병과 고혈압으로 치료를 받고 있는 분들이라면, 의사나 영양사와 상담하여 균형 잡힌 식사를 하도록 합시다.

● 경혈 자극과 스트레칭은 눈이 시원하다고 느끼는 범위에서, 필요한 때에 실시하면 됩니다. 단, 지병을 치료중인 사람은 만약을 위해 주치의와 상담 후 실시하도록 합니다.

● Part 3에서는 대표적인 눈 질환과 그 원인, 증상 등을 소개합니다. 미리 알아둠으로써 증상을 조기에 발견하는 데 도움이 되길 바랍니다.

● 불편함을 느끼면, 안과에서 진찰하는 것이 중요합니다. 눈 질환의 종류는 다양하고, 나이가 들어서라고 지나치는 사이 심각한 질병이 숨어 있을 수도 있습니다. 이상하다고 생각될 때 의료기관과 좋은 안과를 선택하는 포인트도 소개합니다.

● 눈 질환 치료와 수술에 대한 올바른 지식과 정보를 바탕으로 의료기관을 선택해야 합니다. 수술 방법과 안내 렌즈의 종류는 하루가 다르게 새로워지고 있습니다. 신뢰할 수 있고 실력 있는 의사에게 스스로 납득할 수 있는 최선의 치료를 받으시길 바랍니다.

Part

1

알아두면 좋은
눈과 시력에 관한 기초 지식

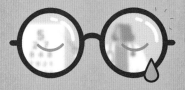

눈에 문제가 생기면 생활의 질이 떨어집니다.

그러나 그 원인과 체크 방법에 대해 아는 사람은 생각보다 많지 않습니다.

소중한 눈을 지키기 위해 꼭 알아야 할 기초 지식입니다.

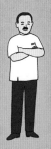

건강한 눈의 구조

시력에 문제가 생긴 것을 알아도, 눈의 구조에 대해서는 의외로 아는 것이 없다고 생각되지 않습니까? 빛은 각막에서 굴절되고, 다시 수정체에서 굴절되면서, 필름 역할을 하는 망막에서 상을 맺습니다. 이렇게 맺힌 상은 전기 신호로 바뀌고 시신경을 경유해 뇌로 전달됩니다.

굴절율을 조정하는 것은 모양체근과 현수인대, 수정체입니다. 모양체근이 긴장하면 현수인대가 늘어나면서, 수정체를 볼록하게 만들어 렌즈의 두께가 두꺼워져서 가까운 곳에 초점이 생깁니다(p.39 참조). 빛의 양을 조절하는 곳이 홍채입니다.

안구의 대부분을 차지하는 것은, 대부분 수분의 무색투명한 젤형의 유리체로, 섬유조직에 의해 망막에 고정되어 있습니다. 망막에 산소와 영양을 공급하는 것이 맥락막 혈관 같은 안저 조직입니다.

이 부분 중 한 곳이라도 문제가 생기면 시력에 이상 증상이 나타납니다. 또한 뇌와 심장이 두개골과 늑골에 의해 엄중히 보호받는 것에 비해, 눈은 매우 소중한 장기이면서도 외부에 노출되어 있습니다. 외상 등 외부로부터 장애를 받기 쉬운 만큼 주의 깊게 지켜야 합니다.

POINT

**눈은 유일하게 외부에 드러나 있는 장기여서
항상 위험에 노출되어 있습니다.**

눈의 구조

눈의 불편함에 대해 말할 때 눈에 대해 전혀 알지 못한다면 의사의 설명을 들어도 이해할 수 없어 곤란한 상황이 생기곤 합니다. 따라서 눈의 구조와 기능을 잘 기억해두세요.

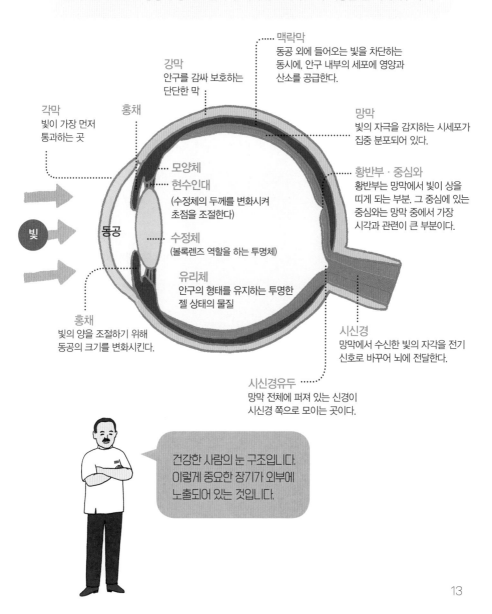

맥락막
동공 외에 들어오는 빛을 차단하는
동시에, 안구 내부의 세포에 영양과
산소를 공급한다.

강막
안구를 감싸 보호하는
단단한 막

각막
빛이 가장 먼저
통과하는 곳

홍채

망막
빛의 자극을 감지하는 시세포가
집중 분포되어 있다.

모양체

현수인대
(수정체의 두께를 변화시켜
초점을 조절한다)

황반부 · 중심와
황반부는 망막에서 빛이 상을
띄게 되는 부분. 그 중심에 있는
중심와는 망막 중에서 가장
시각과 관련이 큰 부분이다.

수정체
(볼록렌즈 역할을 하는 투명체)

빛

동공

유리체
안구의 형태를 유지하는 투명한
젤 상태의 물질

홍채
빛의 양을 조절하기 위해
동공의 크기를 변화시킨다.

시신경
망막에서 수신한 빛의 자극을 전기
신호로 바꾸어 뇌에 전달한다.

시신경유두
망막 전체에 퍼져 있는 신경이
시신경 쪽으로 모이는 곳이다.

건강한 사람의 눈 구조입니다.
이렇게 중요한 장기가 외부에
노출되어 있는 것입니다.

실명의 원인은
녹내장이 4분의 1을 차지한다

시력이 좋은 사람은, 자신이 어느 날 갑자기 실명할 수 있다는 것을 생각해본 적도 없을 것입니다. 질병과 사고로 시력을 잃은 사람을 안타깝게 생각하면서 도 자신에게 그런 일이 일어날 리 없다고 생각하고 있지 않습니까?

그러나 실명의 위험성은 누구에게나 있습니다. 이러한 갑작스러운 실명은 녹내장, 백내장, 망막박리 등 익숙한 눈의 질환이 원인입니다. 다음 페이지에 는 일본에서 실명을 원인으로 장애인 판정을 받은 사람의 실명 원인의 순위를 소개합니다.

대부분이 '나이를 먹으면 어쩔 수 없이 생기는 병'이라고 생각하기 쉬운 것 이 눈 질환이지 않나요? 반대로 생각해보면 올바른 치료를 받으면 실명하지 않을 수 있다는 것이 아닐까요? 눈이 나빠진 상태를 놓치지 않고 신속하게 적 절한 치료를 받으면 눈의 수명을 연장시킬 수 있습니다.

자신의 눈 상태에 관심을 갖고 이전과 다른 무엇인가를 느끼게 된다면 최대 한 빨리 신뢰할 수 있는 안과 의사에게 진찰을 받아야 합니다.

POINT
당뇨병성 망막증도 만만히 봐서는 안 됩니다.
백내장으로 실명할 수도 있습니다.

익숙한 눈 질환이 실명의 원인이 될 수 있다

1위는 녹내장! 백내장을 방치하면 녹내장이 될 가능성이 있고, 당뇨병성 망막증을 포함한다면 실명 원인의 절반 이상을 차지합니다.

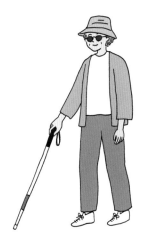

실명 원인의 절반 이상은 익숙한 눈 질환

녹내장	28.6%
망막색소변성증	14.0%
당뇨병성 망막증	12.8%
황반변성증	8.0%
맥락막 망막 위축	4.9%

출처: 후생노동성 2016년도 연구 보고서

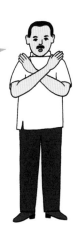

"가볍게 봐서는 안 됩니다. 눈 상태를 셀프 체크하고 신속하게 진찰을 받는 것이 인생을 좌우합니다."

하이브리드 이미지를 이용해 시력을 체크해보자

다음 페이지의 이미지를 책을 든 손을 펴서 최대한 눈에서 멀리 떨어지게 해서 바라봅니다. 아인슈타인이 보이면 당신은 먼 곳이 잘 보이는 것입니다. 할리우드 여배우 마릴린 먼로가 보이면 근시로 먼 곳이 보이지 않을 가능성이 높습니다. 눈에 가까이할수록 아인슈타인이 보인다면 근시일 가능성이 높고, 멀리 두고 볼 때는 아인슈타인이 보이더니 가까이할수록 마릴린 먼로가 보인다면 노안일 가능성이 높습니다.

이 이미지는 가는 선으로 명확하게 그린 아인슈타인과 두껍고 옅은 톤으로 흐리게 그린 마릴린 먼로를 겹쳐 둔 그림입니다. 굴절 시력이 정상인 사람은 세세한 선을 확인할 수 있으므로 아인슈타인이 보이고, 초점이 맞지 않거나 망막 기능이 나쁜 사람은 가는 선이 보이지 않기 때문에 흐린 마릴린 먼로의 이미지가 우선적으로 보입니다.

여기에는 망막 등 눈과 뇌의 기능도 관련이 있습니다. 망막이 정보를 세세하게 분석하고 뇌에도 문제가 없으면 아인슈타인이 보이고, 초점이나 망막 등 눈과 뇌에 이상이 있으면 마릴린 먼로로 보일 수 있습니다.

POINT   내 눈의 상태를 쉽게 확인할 수 있는 재미있는 그림을 활용해보세요.

이 사진, 누구로 보입니까?

이 페이지를 펴고 최대한 멀리 두고 바라보세요.
이번에는 사진을 가까이 두고 바라보세요.
이 사진은 아인슈타인일까요? 마릴린 먼로일까요?

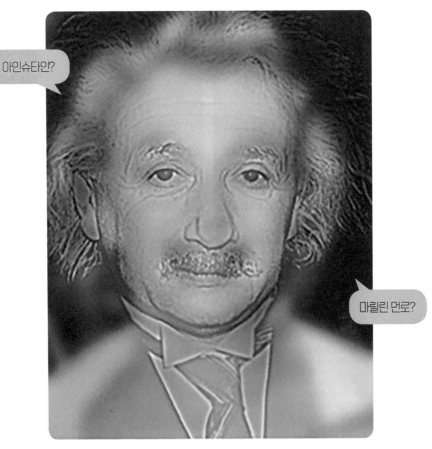

출처: 미국 메사추세츠 공과대학의 오드 올리버 박사 팀에 의한 실험

격자 모양을 이용해
눈의 질병을 발견할 수 있다

사람의 뇌는 실제로는 보이지 않는 것도 정보를 보충해서 보고 있는 것처럼 느끼게 합니다. 그렇기 때문에 일상생활에서 보이지 않는 것이나 시각의 결여, 왜곡 등을 알아채지 못하는 일이 실제로는 많습니다.

다음 페이지의 시트를 한쪽 눈을 가리고 보면 황반부종 및 황반변성을 비롯한 눈 질환을 발견할 수 있습니다. 매우 간단한 방법으로 정기적으로 실시할 것을 권합니다. 선이 왜곡되어 보인다면 망막에 증식막이 있을 수도 있고, 부분적으로 어두운 경우에는 망막 세포 또는 시신경에 이상이 있을 수도 있습니다. 중심이 보이지 않는다면 황반부(특히 중심에 표시된 점)에 이상이 있는 것입니다.

실내나 낯익은 풍경 속에 있으면 우리의 과거 기억에서 정보를 보충해가며 인식하기 마련이므로 이러한 간단한 그림보기를 통해 이상 증상을 쉽게 체크할 수 있습니다. 실내에서는 달력과 같은 간단한 반복 모양을 가진 물체를 체크 도구로 정해두고, 자주 확인하는 것도 좋습니다. 격자보기검사 결과는 20페이지에서 소개합니다. 내용 중 하나라도 해당하는 경우 안과에서 검사를 받으시기 바랍니다.

POINT

시야의 결여와 왜곡은 망막 이상.
평소 눈 상태를 체크하는 습관을 가집니다.

한쪽 눈으로 보는 암스 색상 차트

격자 모양의 암스 색상 차트를 손바닥으로 한쪽 눈을 가린 채 차례로 한쪽씩 중심의 검은 점을 바라보세요. 어떻게 보이나요?

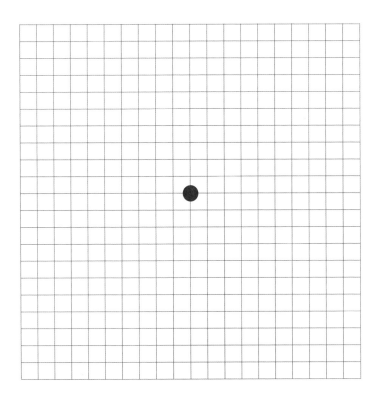

검사 방법

한쪽 눈을 손바닥으로 가리고 차트가 그려진 시트를 눈에서 30cm 정도 떨어지게 둔 다음, 한쪽 눈으로 방 안의 중심을 바라봅니다. 콘택트렌즈와 안경을 쓰고 있는 사람은 도수가 맞는지 여부도 알 수 있습니다.
→ 검사 결과는 다음 페이지로!

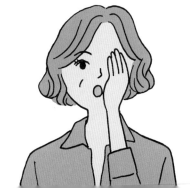

중심이 일그러져 보인다. ☑

중심이 검게 보인다. ☐

중심이 보이지 않는다. ☐

전체가 부옇게 흐려서 보기 어렵다. ☐

왼쪽 눈이 잘 보이지 않는다. ☐

오른쪽 눈이 잘 보이지 않는다. ☐

모서리가 보이지 않는다. ☐

이상이 있을 때 의심되는 질환

이 검사에서 알 수 있는 것은 망막의 이상입니다. 특히 중요한 황반부와 관계 있는 황반원공, 황반변성증, 황반부종, 당뇨병성 망막증, 망막정맥 폐색증, 안저출혈 등을 의심해 볼 수 있습니다.

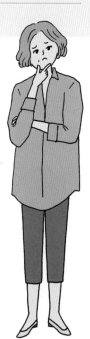

이렇게 보이지 않나요?

19페이지의 암스 색상 차트로 한쪽씩 차례로 체크합니다. 격자 선이 왜곡되어 보이는 등 보는 동안 위화감은 없나요?

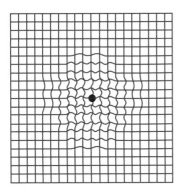

CASE 01

중심이 일그러져 보인다

규칙적으로 배열된 칸이 왜곡되어 보인다면 황반상막이라는 증식막이 덮여 있거나 망막에 부종이 생겼을 가능성이 있습니다.

CASE 02

중심이 검게 보인다

망막 세포의 이상이 의심됩니다. 망막정맥 폐색증이나 망막박리, 황반원공, 가령황반변성증 등 망막에 문제가 있을 가능성이 있습니다.

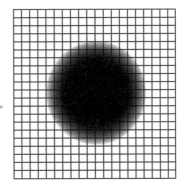

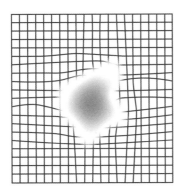

CASE 03

중심이 보이지 않는다

망막정맥폐색증이나 망막박리, 가령황반변성증, 황반원공 등 망막에 문제가 있을 가능성이 있습니다. 당뇨병성 망막증일 경우에도 이런 증상이 나타날 수 있습니다.

안구건조증은
눈의 피지 부족이 원인일 수 있다

안구건조증은 말 그대로 눈의 건조한 상태를 이르는 말입니다. 각막의 표면을 덮고 있는 눈물이 줄어들어 건조해지면서 표면이 손상되기 쉬운 민감한 상태가 된 것입니다. 건조하기 때문에 수분 부족이 원인일 거라고 생각하기 쉽지만 그런 경우는 일부일 뿐입니다.

건조한 공기와 줄어든 눈 깜박임이 원인인 사람도 있지만 위아래 눈꺼풀 가장자리 안쪽에 있는 마이봄샘에서 분비되는 피지가 부족해서 건조함을 느끼는 사람이 더 많습니다. 노화와 화장으로 인해 마이봄샘이 굳거나 막히면 피지 분비가 원활하지 않아 눈의 표면을 촉촉하게 유지할 수 없게 됩니다.

안구건조증의 원인은 이 경우가 대부분으로 85%나 차지한다고 알려져 있습니다. 피부가 피지에 의해 보호받고 있는 것처럼 눈도 지질에 의해 보호되고 있는 것입니다. 그 외의 9%는 염증에 의한 것으로 눈물 부족은 6% 정도입니다.

각막은 피부보다 섬세합니다. 건조함에 따른 불편한 증상뿐만 아니라 통증이나 세균 감염을 동반할 수 있기 때문에 빠른 대처가 중요합니다.

POINT

안구건조는 수분 부족이나 염증뿐만 아니라
눈물에 포함된 지질 부족이 주원인입니다.

안구건조증은 눈물의 질과 양의 문제

마이봄샘의 막힘, 염증, 눈물 분비 부족이 안구건조증의 3대 원인입니다. 마이봄샘에서 피지가 분비되는 것이 특히 중요합니다.

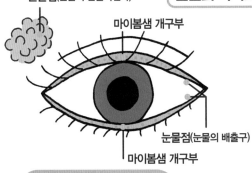

눈물샘(눈물이 만들어진다)

마이봄샘 개구부

눈물과 각막의 표면

눈물점(눈물의 배출구)

마이봄샘 개구부

눈물의 구조
표면의 피지
수(물)층 + 뮤신층
각막 상피세포

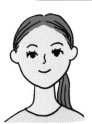
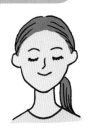

"의식적으로
눈 깜박임의 횟수를 늘린다."

스마트폰 사용으로 눈 깜박임이 줄어든 사람은 의식적으로 자주 눈을 깜박여줍니다.

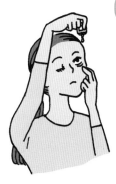

"안약을 넣는다."

눈 표면의 건조가 심할 때는 안약을 사용합니다. 자주 사용하지 않는 것이 좋습니다. 안약에 대해서는 100페이지를 참고해주세요.

column 안구건조 치료 방법

안구건조를 가볍게 보지 말고, 검사를 받고 원인을 알아봅시다.
일반적으로는 안약으로 치료하지만 눈물이 흘러나오는 눈물점이라는 구멍에 눈물점 플러그라는 작은 마개를 하는 방법과 눈물점을 닫는 수술도 있습니다. 지질을 분비하는 마이봄샘이 막힌 것이 원인이 되는 경우도 많아 가볍게 압박해서 막힌 것을 밀어내는 치료가 있고, 샘을 막고 있는 지질을 따뜻하게 녹여 마사지로 빼내는 경우 펄스파 조사가 행해지는 경우도 있습니다.

보이고 있다고 생각하지만 보이지 않는다

우리 눈이 어떻게 보고 있는지에 대해서는 본인밖에 알 수 없습니다. 안구의 위치가 어긋나거나 확연히 눈의 초점이 맞지 않는 모습을 부모나 가족이 알아보는 경우를 제외하고는 보통은 '잘 보이지 않는다, 눈부시다, 흐리게 보인다'와 같은 자각 증상을 통해 눈의 이상 상태를 인식하게 됩니다.

어느 날 갑자기 보이지 않게 되는 경우는 드물지만 노안이나 백내장, 녹내장 등은 본인도 눈치 채지 못한 사이에 조금씩 진행되는 경우가 많습니다. 건강검진을 할 때 시력 검사 외에도 일상에서 종종 셀프 체크를 하는 것이 중요합니다. 조금이라도 이상이 있다고 느낄 때는 시설이 잘 갖추어진 안과에서 검사를 받도록 합시다.

요즘 사람들의 평균 수명은 100세에 가까워지고 있지만 눈의 수명은 옛날과 변함없이 60~70년이 한계로 그 뒤에는 수술 등의 조치가 필요합니다.

최근에는 스마트폰의 LED광에 의한 망막 손상도 증가하고 있어 20년 후에는 40대에 강한 망막장애가 생기고 시력이 떨어지지 않을까 우려됩니다. 잘 보이는 인생을 위해 눈 검사 및 치료는 이제 모든 세대에서 필수입니다.

POINT

눈의 수명은 옛날과 그대로인 60~70년입니다.
오래도록 잘 보이는 생활을 위해서는 관리가 중요합니다.

치료를 받고 깨닫게 되는 잘 보이는 세계

백내장 등으로 수술을 받은 환자가 흔히 하는 말이
"이렇게 선명하게 잘 볼 수 있다니"라는 한마디입니다.

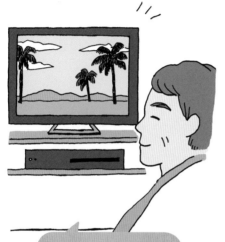

아날로그 TV를
4K TV로 새로 산 것 같다.

수술로 시력이 개선되면 마치 아날로그 TV를 고화질 4K TV로 바꾼 것 같이 깨끗하게 잘 보여서 기뻐하는 사람도 있습니다.

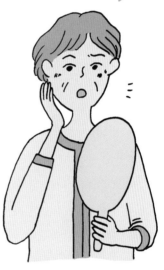

수술 후 "주름과 기미가 늘었다"고 한탄한다!

지금까지 시력 때문에 보이지 않았던 주름이나 기미가 잘 보이게 되면서 진지한 얼굴로 화내듯 농담을 하는 환자도 있습니다.

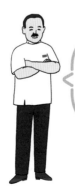

백내장 수술 때문에 늙지는 않습니다. 지금까지 보이지 않았던 것들이 잘 보이게 된 것뿐이지요.

백내장이 시작되면 색을 구별하기 어려워진다

백내장은 렌즈 역할을 하는 무색투명한 수정체가 노화에 의해 탁해지거나 변색되면서 생기는 병입니다. 눈부심을 느끼고 뿌옇게 보이는 증상과 함께 색의 식별이 어려워지는 것이 큰 특징입니다.

사람의 피부가 노화되면서 칙칙해지는 것처럼 수정체도 갈변합니다. 이것은 모두 단백질이 당화나 산화 등으로 변질되기 때문입니다. 그렇게 되면 파란색과 보라색 톤의 색을 잘 알아보지 못하고 비슷한 색의 색깔을 구별하기도 어려워지며 밝고 진한 색이 어둡고 엷게 보이기도 합니다.

가장 흔한 예로 남성의 양말색에 곤색과 검정색이 많은데 이 색상을 구별하지 못하고 좌우가 다른 양말을 신기도 합니다. 그 외에도 백내장으로 색을 다르게 보고 있는 것을 모른 채, 화려한 보라색 바지를 검정색 바지로 착각하고 입었던 남성이 백내장 수술을 받은 후 색을 잘 구별해서 볼 수 있게 되어 자신이 입었던 화려한 보라색 옷을 보고 부끄러워했다는 농담 같은 이야기도 있습니다.

POINT

무색의 수정체가 갈색처럼 변색되면!
미묘한 색상의 차이를 구별할 수 있을까요?

비슷한 색을 구별할 수 없게 된다

백내장이 진행되면 수정체가 탁해지는 현상과 함께 노란색에서 갈색으로 변색되어 청자색을 흡수하게 됩니다. 그렇게 되면 황색의 보색인 보라색에서 파란색까지 색상의 차이를 구별하지 못해서 검게 보입니다.

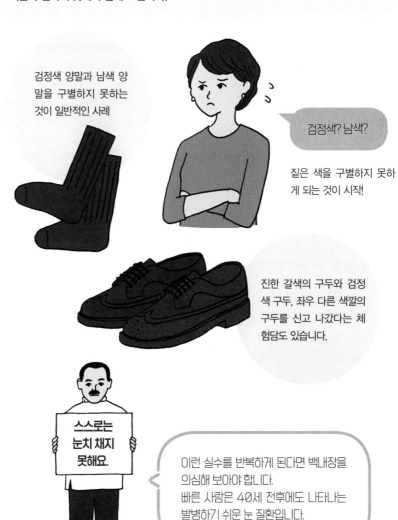

검정색 양말과 남색 양말을 구별하지 못하는 것이 일반적인 사례

검정색? 남색?

짙은 색을 구별하지 못하게 되는 것이 시작!

진한 갈색의 구두와 검정색 구두, 좌우 다른 색깔의 구두를 신고 나갔다는 체험담도 있습니다.

스스로는 눈치 채지 못해요.

이런 실수를 반복하게 된다면 백내장을 의심해 보아야 합니다.
빠른 사람은 40세 전후에도 나타나는 발병하기 쉬운 눈 질환입니다.

백내장이 무서운 이유는 일상에서 보이는 것들이 달라지기 때문이다

백내장이 진행되면 수정체의 색은 점점 갈색화되어 황색과 갈색 필터를 통해 보고 있는 것과 같은 상태가 되고 그 결과 푸른색을 잘 알아보지 못하게 됩니다.

이런 상태에 이르면, 일상생활에서도 불편한 상황이 발생합니다. 가장 우려되는 것은 가스레인지의 불꽃이 보이지 않게 되는 것입니다. 가스 불꽃은 완전 연소하고 있는 동안 파란 불꽃으로 보입니다. 백내장으로 수정체가 갈색이 되면 푸른색을 흡수해버리기 때문에 엷은 푸른 불꽃이 보이지 않게 됩니다.

가스 불이 켜져 있는데 껐다고 착각하는 실수를 하게 되고 냄비를 태우거나 화상을 입을 수 있고 화재로 이어질 수도 있습니다. 백내장은 나이가 들면서 증상이 나타나기 때문에 건망증과 동시에 진행되는 경향이 있습니다.

이 두 증상에 의해 불을 붙인 것을 잊어버리고 불꽃을 보지 못하는 더블 데미지로 이어집니다. 눈의 치료는 이러한 사고를 방지하기 위해서라도 매우 중요합니다.

POINT 눈으로 보면서 확인할 수 있었던 안전을 모두 의심하게 만드는 백내장

불꽃이 보이지 않는다면 수술을 검토해보자

서서히 진행되는 백내장은 잘 보이지 않는 상태를 알아채지 못하는 때도 많지만 가스 레인지의 불꽃이 보이지 않는다고 느낀다면 치료가 필요한 단계입니다.

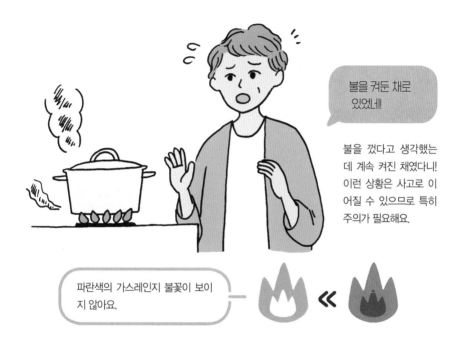

불을 켜둔 채로 있었네!

불을 껐다고 생각했는데 계속 켜진 채였다니! 이런 상황은 사고로 이어질 수 있으므로 특히 주의가 필요해요.

파란색의 가스레인지 불꽃이 보이지 않아요.

보는 것들이 이렇게 바뀌어 가요.

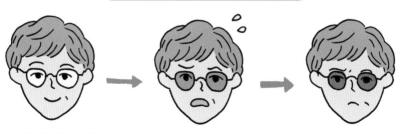

초기에는 옅은 황색의 필름을 통해 보는 느낌이에요.

갈색 선글라스를 쓰고 보는 것과 같아요.

진한 갈색의 선글라스를 쓴 것처럼 색상을 알아보지 못하게 돼요.

잘 보이지 않으면
인지증(치매)과 활동 저하로 이어진다

나이가 들면 다소 시력이 떨어져서 보는 데 불편해지는 것을 당연한 일이라 생각하기 쉽지만 이는 큰 오해입니다. 눈으로 얻는 정보는 뇌에 도달하고 뇌는 이 정보를 처리합니다. 책과 신문을 읽는 것뿐만 아니라 TV도 보고, 맛있는 음식을 눈으로 음미하고, 경치를 바라보는 등의 눈을 통해 얻는 정보가 적어지면 뇌도 점점 둔화되어 갑니다. 이것이 시력저하가 인지증(치매)의 한 원인이 된다고 여겨지는 이유입니다.

최근 화제가 되고 있는 것이, 로코모티브신드롬(운동기능저하증후군)과 살코페니아(근감소증), 프레일티(노쇠함)라는 가령에 따른 운동기능 저하와 심신의 노쇠함입니다. 이런 현상들도 모두 시력과 큰 연관성이 있습니다.

잘 보이지 않으면 가까운 발밑도 보이지 않아 불안하고 걸어다니는 것이 무서워집니다. 밖에 나가기를 꺼리게 되고 집에만 있게 됩니다. 운동부족으로 근력이 떨어지는 악순환에 빠지게 됩니다.

백내장 수술로 잘 볼 수 있게 되면 외출을 즐기게 되고 이와 함께 근골격이 개선되어 골절상을 입는 일도 줄어듭니다. 고령자의 골절상은 활동 저하로 이어지는 가장 큰 원인이므로 건강한 인생은 시력에 달려 있다 해도 과언이 아닙니다.

POINT
시각을 통해 얻은 정보가 뇌에 전달됩니다.
눈이 보이지 않으면 근감소증과 노쇠함으로 이어집니다.

시력이 저하되면 쉽게 늙는다

보이지 않으면 일상에 관심이 없어지고 움직일 때마다 불안감이 커져 집에만 머물게 되는데 이는 인지증과 활동력 저하의 원인이 됩니다.

텔레비전도 신문도 잘 보이지 않고 생각하는 것도 귀찮구나!

정보의 90%를 눈을 통해 얻는 것으로 알려져 있습니다. 눈이 나빠지면 인생의 즐거움의 90%를 잃게 됩니다. 그러면 뇌의 활동도 떨어지고 인지증으로 이어집니다. 반대로 백내장 수술로 시력을 회복해서 잘 볼 수 있게 되면 TV도 잘 보이고, 외출하는 것도 즐거워져서 뇌가 활성화되어 인지증의 증상이 회복된 사례도 많습니다.

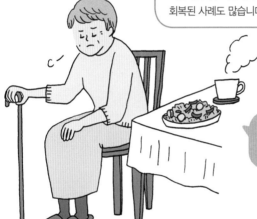

음식이 맛있어 보이지 않으니 식욕도 사라지네.

발밑이 제대로 보이지 않으니 걷는 것도 불안하구나.

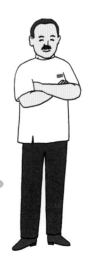

선명하게 제대로 보이면 매일매일이 100배는 더 즐거워집니다. 눈을 치료하고 젊어지는 환자가 많습니다.

젊은층에서도 백내장 발생!
40대도 안심할 수 없다!

백내장은 노화에 의해 수정체가 혼탁해지는 것이 주요 원인으로, 빛이 정상적으로 굴절하지 않게 되면서 다양한 증상이 나타납니다. 노화가 원인이라고 하지만, 빠른 사람은 40대에도 발병합니다. 현대인의 생활에서는 눈에 부담을 주는 환경이 급증하고 있기 때문에 20~30대에 이미 약년성백내장이 나타나는 사람도 있습니다. 수정체가 혼탁해져 빛이 굴절 이상을 일으키면 '눈이 부시다, 어두운 곳에서 잘 보이지 않는다, 물건이 이중삼중으로 보인다'와 같은 증상이 나타납니다.

병이 진행될수록 수정체는 점점 갈색화되고, 황색 필터를 통해 세상을 보고 있는 것과 같은 상태가 되기 때문에 파란색과 보라색이 더욱 보이지 않게 되고 시력도 떨어집니다.

밤이 되면 특히 사물을 구별하기 힘들고, 자동차의 헤드라이트가 난반사하는 눈부심을 겪는 등의 불편함을 느낀다면, 빨리 정밀 검사를 받는 것이 좋습니다. 백내장을 방치하면 녹내장 질환도 발병하는 경우가 많습니다. 내버려두어 좋은 것은 하나도 없습니다.

POINT 젊으니까 아직 괜찮다는 생각은 오산입니다.
제대로 보이지 않으면 삶의 질이 저하됩니다.

잘 보이지 않는다고 생각되면 즉시 안과에서 검사해보자

젊으니까 아직 백내장일 리 없다고 생각하나요? 스마트폰 사용으로 눈을 혹사시키고 자외선이나 알레르기 때문에 눈을 자주 비빈다면 약년성백내장을 초래할 수 있습니다.

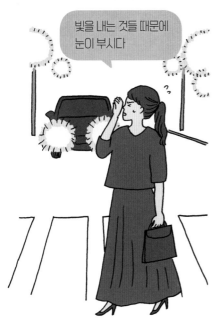

야간에 자동차의 헤드라이트, 가로등 때문에 눈부심을 느끼거나 번져 보이거나 파문이 이는 것처럼 보일 수 있습니다.

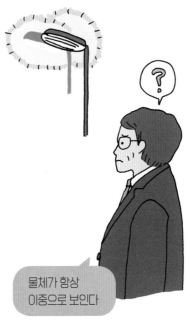

물체가 이중삼중으로 겹쳐 보이는 것도 백내장의 전형적인 증상입니다.

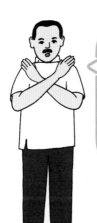

이전에 비해 젊은 사람의 백내장과 녹내장 발생이 증가하고 있습니다. 꽃가루 알레르기 같은 알레르기로 인해 눈을 비비고 상처가 나거나 화학첨가물이 많은 음식 섭취로 인한 대사이상이 원인이 되는 경우도 있습니다.
백내장은 20대부터도 발병하고, 40대에 백내장 질환을 겪는 사람도 꽤 많습니다. 백내장은 녹내장을 유발하기도 합니다. 인정하고 싶지 않은 사실이라며 넘길 일이 아닙니다.

아직 젊어보여도
눈은 한 걸음 먼저 노화된다

노화의 원인으로 산화와 당화가 있습니다. 살아가는 데 꼭 필요한 산소가 철을 녹슬게 하는 원인이 되는 것처럼 세포도 무르고 약해져 탄력 없이 칙칙하게 만듭니다.

이와 마찬가지로 당화도 최근 주목받고 있는 노화의 원인입니다. 산화가 몸을 무르게 한다면 당화는 몸을 태운다고 말합니다. 구체적으로는 몸을 구성하고 있는 단백질이 당과 결합하여 종말당화산물(AGE)이 되고, 혈관 등이 딱딱해져 탄력을 상실하는 현상으로 혈당치와 깊은 관련성을 갖는 노화의 원인입니다. 몸이 어느 일부만 노화한다는 것은 있을 수 없고, 산화와 당화는 몸 전체에서 일어난다고 볼 수 있습니다.

하지만 피부가 촉촉하고, 근육도 탄탄해서 젊어 보이는 사람은 눈 이외의 조직은 젊고 건강할지 모르지만 눈의 노화와 병은 발생합니다. 아무리 멋진 사람이라도 40대가 되면 눈의 조절력이 떨어져 가까운 곳이 보이지 않게 됩니다. 눈의 노화는 한 발 앞서서 진행되고 있는 것입니다.

POINT   피부가 칙칙하고 건조가 신경 쓰인다면 눈 검사가 필수입니다.

노화의 원인은 산화와 당화! 눈도 마찬가지다

세포는 활성 산소에 의한 산화와 몸을 태운다고 일컬어지는 당화 등의 원인으로 노화됩니다. 그것은 눈에도 동일하게 적용됩니다.

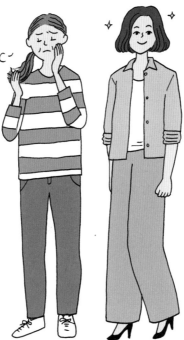

늙어 보이는 사람

피부가 칙칙하거나 건조하고, 머리카락도 가늘어지고 있다면, 모세혈관이 딱딱하고 약해져 있는지 모릅니다. 눈의 건강 상태도 꽤 걱정이 되네요.

젊어 보이는 사람

피부와 머리카락이 촉촉하고 윤기가 흐른다면 모세혈관도 젊다고 할 수 있어요. 하지만 눈의 노화는 항상 몇 걸음 빠르다는 것을 잊지 마세요.

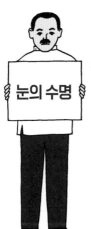

눈의 수명

보기에 젊어보여도 눈의 노화는 진행되고 있는 사람들이 많습니다. 특히 강도 근시의 경우 안축이 극단적으로 늘어나 있는 상태이며, 백내장, 녹내장, 망막분리가 발생하기 쉽습니다. 당뇨병을 겪는 사람은 특히 눈 질환이 쉽게 발병합니다. 근래에는 젊은 사람의 백내장 발병이 늘고 있습니다. 그런 걱정은 너무 이르다는 생각 때문에 후회할 수 있다는 점 잊지 마세요.

눈 질병의 대부분은 모세혈관의 퇴화 때문이다

혈관이라고 하면 가장 먼저 동맥과 정맥이 떠오르지만, 사실 혈관의 99%는 모세혈관입니다. 온몸의 세포에 산소와 영양을 제공하고, 노폐물을 회수하고 배출하는 역할을 하는 모세혈관이 막히거나 끊어지면 병을 초래할 수 있습니다. 60대가 되면 모세혈관의 30%가 감소합니다. 눈도 예외는 아닙니다.

안저의 모세혈관이 끊어지면 안저출혈을 일으킵니다. 혈행이 나빠지면 산소가 부족해지고 본래 혈관이 없어도 되는 유리체와 각막까지 혈관이 뻗어 나와 산소 부족을 보충하려고 합니다.

그러나 이 신생혈관은 약해서 쉽게 터질 수 있고, 부적절한 위치에 뻗어 나옴으로써 트러블을 일으키는 원인이 되기도 합니다.

그 대표적인 예가 혈관병이라고 불리는 당뇨병입니다. 안저의 모세혈관이 막히거나 터지면서 당뇨병성 망막증을 일으키고 최악의 경우 실명합니다. 마찬가지로 신장의 모세혈관이 약해지면 당뇨병성신증으로 심부전을 일으킬 수 있습니다.

하지의 모세혈관이 퇴화되면 괴사를 일으켜 다리 절단을 초래할 수 있습니다. 모세혈관을 직접 볼 수 있는 곳은 눈뿐으로 안과 의사는 모세혈관의 프로라고 할 수 있습니다.

POINT 　모세혈관을 건강하게 유지하고 혈류를 보전하여
불필요한 신생 혈관을 만들지 마세요.

모세혈관의 구조

망막 질환은 혈관의 질병이라고 불릴 정도로 눈과 모세혈관은 밀접한 관계입니다. 구조와 기능을 알아볼까요?

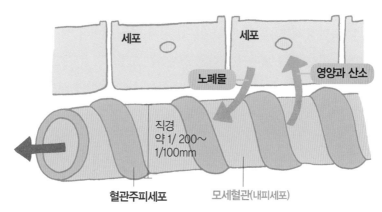

모세혈관은 정맥, 동맥과는 달리, 내피세포가 줄지어 늘어선 홑겹의 구조이다. 그 주위에 혈류를 조절하기 위해 수축 능력이 있는 혈관주피세포가 감겨 있다. 내피세포의 틈새에서 산소와 영양분을 조직으로 보내고 노폐물을 회수한다.

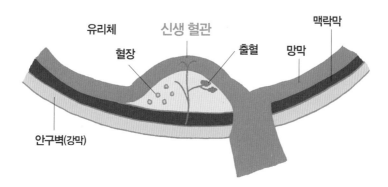

망막에 있는 모세혈관이 당뇨병 등으로 약해지거나 막히면 산소와 영양의 공급이 나빠져 그것을 보충하기 위해 신생 혈관이 뻗어 나오게 된다. 그러나 신생 혈관은 약하고 끊어지기 쉽고, 안저출혈의 원인이 되는 경우가 많다.

안정피로는 초점 조절 근육의 긴장으로 초래된다

피곤한 눈과 안정피로라는 말을 들어보신 적이 있을 것이라 생각합니다. 이 말은 가까운 곳만 계속 보아서 시력을 조정하는 모양체근의 긴장(수축)이 계속되어 시야가 흐릿하거나 먼 곳이 보이지 않고, 눈 안쪽에 욱신거리는 통증이 나타나는 것입니다.

일시적인 눈의 피로라면 휴식을 취해 회복할 수 있겠지만, 두통이나 어깨 결림을 유발할 수도 있습니다. 이러한 상태가 일상적으로 계속되면 근시나 난시를 자각하거나, 피로가 풀리지 않거나, 나른하거나, 의욕이 없다, 우울하다 등의 전신에 컨디션 부진으로 이어지는 경우도 적지 않으니 가볍게 봐서는 안 됩니다.

피곤한 눈에 대한 대처법은 Part 2에서도 소개하고 있습니다만, 안약에 의존하기보다 먼저 눈을 어떻게 사용하고 있는지 되돌아보는 것이 중요합니다. 스마트폰 사용 시간을 줄이거나 컴퓨터 작업을 할 때 일정 간격으로 휴식 시간을 마련해 눈을 감거나 먼 산이나 건물을 멍하니 바라보는 등 모양체근의 과도한 긴장을 풀어줄 수 있도록 주의를 기울여야 합니다.

POINT

시력을 조정하는 모양체근이 경직되면
눈뿐만 아니라 다양한 질병을 초래합니다.

시력조절근의 긴장으로 인해 초래되는 것

안정피로는 가까운 곳만 계속 보거나 응시함으로써 초점을 조정하는 모양체근의 긴장이 계속되어 발생합니다.

CHECK!

눈의 안쪽 깊은 곳에 통증이 있다.	☑
눈이 침침하다.	☐
눈에서 열이 난다.	☐
눈이 건조하다.	☐
눈물이 난다.	☐
눈꺼풀에 경련이 일어난다.	☐
눈꺼풀이 무겁다.	☐
눈이 빨갛게 충혈된다.	☐

어깨 결림과
목에 통증이 있다.
두통이 있다.
시력이 떨어진다.
속이 메스껍다.

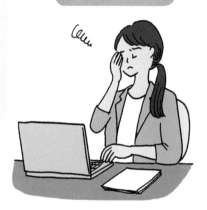

장시간 컴퓨터 작업을 하거나 스마트폰을 응시하느라 가까운 곳에 초점 맞추기를 계속하면 모양체근이 계속 긴장되어 과부하로 인해 경직된 상태가 됩니다.

눈의 피로 원인

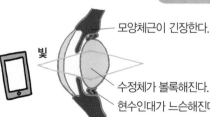

가까이 볼 때

모양체근이 긴장한다.

빛

수정체가 볼록해진다.
현수인대가 느슨해진다.

멀리 볼 때

모양체근의 긴장이 풀어진다.

현수인대가 팽팽해진다.

빛

수정체가 평평해진다.

스마트폰처럼 가까운 거리의 물체를 볼 때는 모양체근은 긴장하고, 현수인대는 늘어나며, 수정체는 탄력으로 볼록해져서 굴절력이 커진다.

먼 곳을 볼 때는 초점을 맞추는 모양체근의 긴장은 풀어지고, 현수인대가 팽팽해지며, 수정체는 늘어나 평평하게 되어 굴절력이 약해진다.

근시, 원시, 노안은 시력 조절 장애이다

각막과 수정체에 굴절된 빛이 망막 위에 상을 맺으면 물체는 선명하게 보입니다. 근시의 경우 망막보다 앞쪽에 상을 맺기 때문에 먼 곳이 흐려 보이게 됩니다. 원인의 대부분은 안구의 길이(깊이=안축)로, 축성근시라고 합니다. 한 번 길어진 안축은 되돌릴 수 없습니다.

성장기에 적당한 햇빛을 받지 않으면 눈이 말랑말랑해져 안압에 의해 안축이 늘어나기 쉽다고 알려져 있습니다. 아이들의 근시 예방을 위해서는 야외에서 자주 놀고, 스포츠를 즐기는 것이 중요합니다. 적당한 자외선은 안구의 아교섬유를 굵고 단단하게 만들고, 눈의 강도를 높여 단단해져서, 안압에 의해 안구가 늘어지는 것을 막아줍니다.

원시는 안축이 짧아 망막보다 뒤에 상을 맺음으로써 가까운 곳이 잘 보이지 않는 상태입니다. 노안도 원시처럼 가까운 곳이 잘 안 보이는 증상이지만, 가령에 의해 수정체가 굳어지면서 굴절력이 저하되는 것이기 때문에 원시와는 원인이 다릅니다.

근시인 사람은 가까운 것이 보이기 때문에 노안이 아니라고 생각하는 사람도 있지만, 조절력 저하인 노안은 근시에서도 일어납니다.

POINT
근시와 원시의 원인은 주로 안구의 길이 때문이에요.
노안은 수정체의 탄력이 떨어지는 노화 현상입니다.

먼 곳이 보이지 않아! 가까운 것이 보이지 않아!

먼 곳이 보이지 않는 근시와 가까운 것이 보이지 않는 원시, 각막이나 수정체의 왜곡으로 생기는 난시. 노안은 조절 기능의 저하가 원인으로 특히 가까운 곳이 보이지 않습니다.

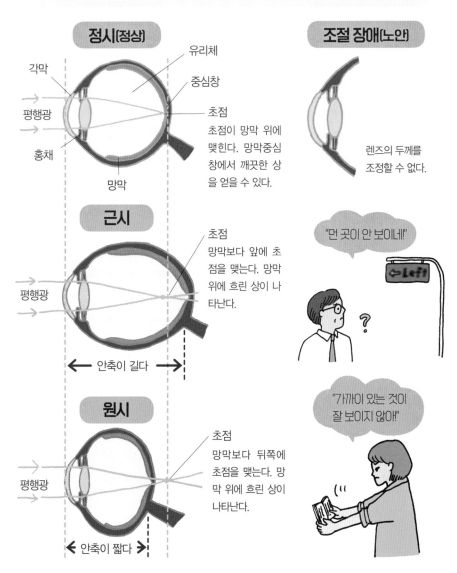

정시(정상)

각막
유리체
중심창
평행광
홍채
망막
초점
초점이 망막 위에 맺힌다. 망막중심창에서 깨끗한 상을 얻을 수 있다.

근시

평행광
초점
망막보다 앞에 초점을 맺는다. 망막 위에 흐린 상이 나타난다.
← 안축이 길다 →

원시

평행광
초점
망막보다 뒤쪽에 초점을 맺는다. 망막 위에 흐린 상이 나타난다.
← 안축이 짧다 →

조절 장애(노안)

렌즈의 두께를 조정할 수 없다.

"먼 곳이 안 보이네"

←Left

"가까이 있는 것이 잘 보이지 않아!"

직사광선을
만만히 봐서는 안 된다

백인에 비해 홍채의 색이 진한 동양인은 눈부심에 강한 편입니다. 그러나 자외선이 눈에 미치는 악영향은 상상 이상입니다. 적절한 선글라스를 착용하는 습관은 눈의 수명을 연장하기 위해 매우 중요합니다. 괜히 멋을 내는 것 같아 부끄럽다는 사람이 있지만 자외선에 의한 백내장이나 황반변성증을 막기 위한 방어 도구로서 필수 사항입니다.

유해한 자외선을 차단하기 위해서는 짙은 색의 선글라스를 선택하는 것이 효과적이라고 생각할지 모르지만 실제는 그렇지 않습니다. 설산 등을 제외하고, 짙은 색의 선글라스로 시야가 어두워지면 빛을 흡수하기 위해 동공이 크게 열립니다. 그러면 선글라스와 얼굴의 틈새로 들어오는 자외선이 무자비하게 열린 동공으로 들어가 눈을 손상시킵니다.

자외선과 청색 빛을 흡수하면서도 진하지 않은 옅은 황색 계열의 선글라스를 사용하면 동공이 과도하게 열리지 않고, 측면에서 반사광도 침투하기 어려워집니다. 선글라스는 노란색이나 밝은 갈색이 눈을 보호하는데 보다 유리하다는 것을 기억합시다.

POINT 자외선의 양에 맞는 선글라스로 눈의 손상을 피해봅시다.

자외선 차단은 선글라스와 차양막으로

도시의 거리에서도 자외선 대책이 필요합니다. 부끄러워하지 말고 선글라스를 착용합시다. 올바른 선글라스 선택 요령을 알려드립니다.

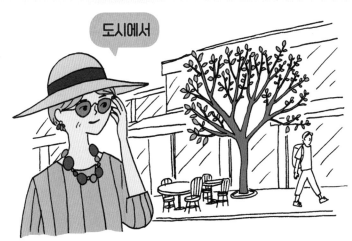

도시에서 사용하는 선글라스는 연한 황색 계열을 추천합니다. 자외선과 청색 계열의 빛을 차단합니다.

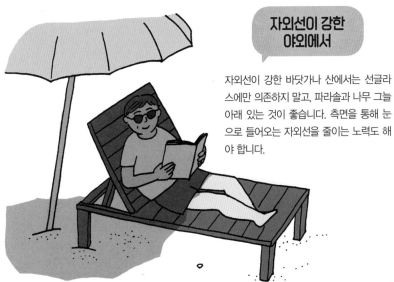

자외선이 강한 바닷가나 산에서는 선글라스에만 의존하지 말고, 파라솔과 나무 그늘 아래 있는 것이 좋습니다. 측면을 통해 눈으로 들어오는 자외선을 줄이는 노력도 해야 합니다.

눈에 좋은
콘택트렌즈란 없다

대부분의 근시 환자들이 시력을 조정하기 위해서 안경과 콘택트렌즈를 착용합니다. 안경은 간편하고 안전성도 높지만 코에 걸쳐야 하는 번거로움이 있고, 스타일면에서는 콘택트렌즈 쪽을 선호하게 됩니다. 건강한 눈에 콘택트렌즈를 착용하는 것은 문제될 것이 없습니다.

다만 아무리 좋은 렌즈도 눈에 공급하는 산소의 양이 100%에 미칠 수 없다는 것을 알아야 합니다. 눈을 보호하는 역할도 하지 않습니다. '눈에 편한 콘택트렌즈'가 눈을 보호한다고 생각하는 분들도 있습니다만 실제는 그렇지 않습니다. 콘택트렌즈를 착용하면 칼슘과 단백질이 붙어 산소 투과성이 낮아지고 각막은 산소 부족을 일으킵니다. 눈이 건조해지기 쉬운 단점도 있습니다.

소프트 콘택트렌즈와 하드 콘택트렌즈의 장점과 단점을 이해하고 선택해야 합니다. 두 타입 모두 착용 시간은 하루 8시간을 넘기지 않아야 하고, 안경과 병용해 착용합니다. 통증이나 충혈 등의 이상을 느끼면 즉시 안과에 가야 합니다.

POINT   콘택트렌즈는 단점도 숙지하고 착용 시간을 지켜 사용합니다.

콘택트렌즈는 안경과 함께 사용합니다

산소 투과성이 높은 콘택트렌즈라 해도 렌즈를 끼지 않는 눈에 비할 수는 없습니다. 콘택트렌즈를 끼는 시간은 1일 8시간 정도로 정해두고 나머지 시간은 안경을 사용합시다.

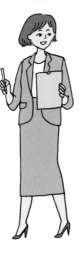

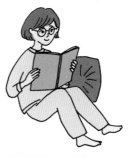

ON

직장이나 야외활동, 스포츠 등 콘택트렌즈를 착용하는 쪽이 활동하기 편한 경우에만 콘택트렌즈를 착용합니다.

OFF

귀가하면 먼저 콘택트렌즈를 빼고 안경을 착용합니다. 이렇게 하면 눈의 산소 결핍을 방지할 수 있습니다. 안경의 도수는 생활 패턴에 맞게 착용합니다(p.98 참조).

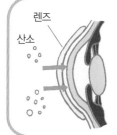

소프트 콘택트렌즈

렌즈가 각막을 거의 덮어버려 렌즈와 각막 사이에서 눈물 순환이 원활하지 않기 때문에 산소는 대부분 렌즈를 통과해 공급된다.

[장점] 위화감이 적다.
[단점] 각막의 상처나 통증 등의 이상을 알아채기 어렵다.

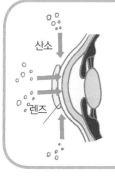

하드 콘택트렌즈

렌즈는 각막의 중앙에 떠 있는 상태로 렌즈와 각막 사이의 눈물 순환이 원활하고 눈물을 통해 산소가 공급된다. 렌즈를 통해 산소 공급이 되는 하드렌즈도 있다.

[장점] 비교적 산소가 잘 공급된다.
[단점] 이물감이 강해 장착이 어렵다. 눈에서 빠지기 쉬워 심한 운동에는 적합하지 않다.

아토피성 눈 질환이 증가하고 있다

눈은 매우 섬세한 조직임에도 불구하고 눈을 지키는 다른 장치 없이 그대로 노출되어 있습니다. 때문에 외부 자극에 상처를 입기 쉬운 것이 특징입니다.

최근 급증하고 있는 것은 꽃가루 알레르기와 아토피성 피부염으로 인한 가려움증으로 눈과 눈 주위를 긁거나 두드리거나 비비는 힘에 의해 백내장이나 망막박리를 일으키는 사례입니다.

특히 아토피성 피부염의 경우 눈에 직접 닿지 않지만 강하게 비비거나 긁어서 각막이나 수정체, 망막에 힘이 가해지고 백내장이나 망막박리, 망막열공, 원추각막(각막의 변형) 등을 일으킵니다. 알레르기 증상을 억제하는 스테로이드 치료로 안압 상승과 백내장이 생기기도 합니다.

망막박리를 일으키면 처음에는 먼지 같은 것이 낀 것처럼 느껴지고 물건이 왜곡되어 보이거나 시야에 보이지 않는 곳이 생깁니다. 망막박리는 시간이 지날수록 치료가 어려워지므로, 가능한 한 서둘러 안과에서 진료를 받는 것이 중요합니다. 찢어진 망막은 유리체 수술로 고칠 수 있습니다.

POINT
무의식적으로 눈과 그 주위를 만지는 것은
눈에는 안저의 망막을 찢을 정도의 자극이 됩니다.

섬세한 눈에 상처를 내는 눈 비비기

가려움증을 자제하기는 쉽지 않습니다. 무의식적으로 비비거나 긁어 눈의 조직을 손상시키지 않도록 주의해야 합니다.

눈 주위를 긁게 되는 이유
≫

꽃가루 알레르기
눈 주위의 아토피성 피부염
피부 건조 등

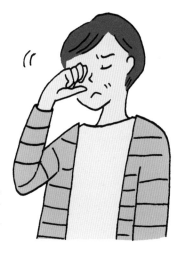

눈 주위의 피부를 긁는 행위가 물리적 자극으로 작용하여 백내장이나 망막박리, 원추각막을 일으킵니다. 한 번의 자극이 크지 않더라도 자주 긁으면 데미지가 축적됩니다.

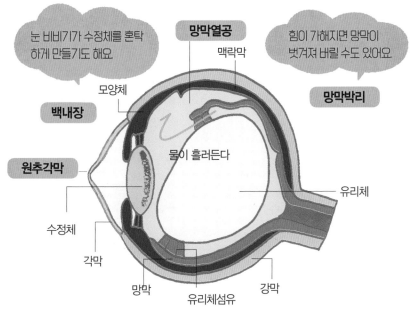

눈 비비기가 수정체를 혼탁하게 만들기도 해요.

망막열공

맥락막

힘이 가해지면 망막이 벗겨져 버릴 수도 있어요.

모양체

백내장

망막박리

원추각막

물이 흘러든다

유리체

수정체

각막

망막

유리체섬유

강막

가장 흔한 눈의 증상!
해당된다면 안과 진료를 받아보자

비문증

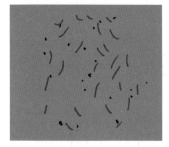

시야에 검은 벌레나 먼지 같은 것이 떠다니면서 시선을 움직일 때마다 함께 움직이는 증상이 나타나는 경우 비문증을 의심할 수 있습니다. 안구 속을 채우고 있는 겔 형질의 유리체가 왜곡되거나 탁해지면 그 그림자가 망막에 비치게 되고 먼지처럼 보이는 것이 원인입니다. 노화에 의해 유리체가 수축하고 망막에서 분리되면서 일어나기도 합니다. 이것은 망막박리의 초기 증상일 수도 있기 때문에 증상이 의심스러울 때는 일단 안과 전문의에게 진찰을 받아보고 어떤 질환인지 확인해야 합니다.

섬광암점

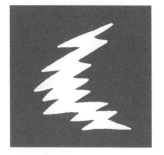

시야에 갑자기 번개처럼 번쩍하면서 강렬한 빛이 산란하는 증상입니다. 편두통의 전조로 나타나기도 합니다. 번쩍거림의 크기가 다양하고, 몇 분에서 1시간 정도까지 증상이 계속되다가 저절로 사라지는 것이 특징입니다. 편두통이 동반되는 경우 뇌의 혈관 수축이 원인인 경우가 많습니다만, 드물게 뇌혈전, 섬광암점, 뇌종양과 같은 뇌질환인 경우도 있으므로, 안과에서 눈을 진찰하였는데 눈의 문제가 아닌 경우라면 신경과 등을 방문해 보기를 추천합니다.

광시증

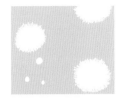

시야에 반짝반짝 빛나는 것이 떠다니는 증상으로 안구 속을 채우고 있는 유리체가 수축하거나 액화하여 망막에서 벗겨지는 때(유리체 박리) 많이 발생합니다. 그리고 망막에서 벗겨지면 빛이 사라지는 것이 특징입니다. 동시에 망막이 찢어져버리거나(망막열공), 망막이 안저에서 분리되는 경우(망막박리)도 있으므로 유리체 수술 전문 안과에서 치료를 받는 것이 좋습니다.

안검하수(눈꺼풀 처짐)

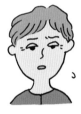

눈꺼풀이 아래로 쳐지는 병으로 대부분의 경우는 노화가 원인이며, 눈꺼풀을 올리는 근육이 힘이 약해져 생기는 것입니다. 증상이 악화될수록 쳐진 눈꺼풀이 안구에 걸쳐 물건이 잘 보이지 않기도 하고 졸린 듯한 멍한 표정을 짓는 것으로 오해받기도 합니다. 생활이 불편할 정도로 증상이 진행된 경우, 눈꺼풀을 올리는 상안검 수술을 받습니다만, 우선 안과에서 진료 받고 증상을 확인하도록 합시다.

각막염, 각막장애

눈의 가장 바깥쪽에 있는 각막에 상처가 생겨 염증을 일으키고, 그 부위에 세균이나 바이러스가 번식하여 감염을 일으키기도 합니다. 많은 경우, 콘택트렌즈를 청결하게 관리하지 않거나 장시간 착용으로 눈에 상처가 생기는 것이 원인입니다. 이런 경우 즉시 안과에서 진찰을 받을 필요가 있습니다.

결막염

눈의 흰자와 눈꺼풀의 안쪽을 덮고 있는 결막의 모세혈관이 충혈되거나 염증을 일으킨 상태를 말합니다. 원인에 따라 세균성, 바이러스성, 알레르기성 등이 있으며 건조함, 약물, 먼지 유입, 외상이 원인인 경우도 있습니다.

명화를 보면서 알게 되는
화가들의 눈에 비친 사물과 눈의 질병

화가에게 눈이란 가장 중요한 요건입니다. '수련'으로 유명한 모네는 60세에 자연의 색채와 빛을 충실하게 그릴 수 있었지만 80세에는 다갈색 칙칙한 색으로 형태도 무너진, 전형적인 백내장의 증상을 보였습니다.

수술을 받았지만 두꺼운 안경을 썼고 여전히 수정체의 혼탁이 남아 잘 보이지 않았기 때문에 말년의 명작인 수련은 터치가 거친 그림이 되었습니다. 어린이와 어머니의 사랑을 그린 여류 화가 카사트는 당뇨병과 백내장으로 수술을 했지만 실명했습니다. 카사트의 연인으로 발레리나를 그렸던 드가는 망막색소변성증으로, 초기에는 세밀한 구상화를 그렸지만, 병으로 시야가 좁아져서 보이지 않게 되자 파스텔화를 그리고, 말년에는 실명으로 손으로 더듬어가며 점토 조각상을 만들었습니다.

'절규'로 유명한 뭉크는 유리체 출혈로 인해 한동안 눈이 보이지 않아 그림을 그릴 수 없었습니다. 고흐는 당시 정신병 치료제로 사용되었던 디기탈리스 중독으로, 사물이 모두 노랗게 보이는 황시증을 앓게 되어서 황색의 세계에서 발견한 해바라기를 그리게 되었습니다.

명화가 만들어지는 배경은 실로 화가의 눈 질병과 밀접한 관계가 있습니다.

눈 건강에 도움되는
생활습관

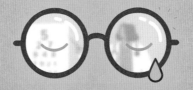

늘어만 가는 눈에 가해지는 부담을 조금이라도
줄일 수 있는 생활 습관을 소개합니다.
눈을 쉬게 하고, 눈을 지키면서 삶의 질을 높여봅시다.

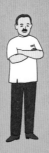

안구 체조는 망막박리를 초래하는 최악의 습관

안구를 운동시키는 눈 트레이닝(안구 체조)으로 눈이 좋아진다고 주장하는 책이 출판되고 있습니다. 하지만 안과 의사 입장에서는 황당할 뿐만 아니라 위기감마저 듭니다. 다리 근육이나 복근처럼 눈 근육을 단련하자고, 안과 전문의가 아닌 사람들이 추천하는 것도 큰 문제입니다.

안구는 몸에서 가장 복잡하고 섬세한 조직으로 마치 뇌와 같다고 해도 좋을 정도입니다. 유아의 머리를 심하게 흔들면 뇌 손상이 일어납니다. 눈도 이와 같아서 격렬하게 움직이는 경우 장애가 발생합니다.

눈의 대부분을 차지하고 있는 유리체는 유리체 섬유가 망막으로 뻗어 나와 연결 고정되어 있습니다. 성인이 되면 유리체가 조금씩 수축하여 작아지므로 안구를 심하게 움직이면 유리체가 흔들리고 망막에 연결되어 있는 섬유가 당겨집니다. 그 힘에 의해 망막이 찢어지면 그 틈으로 물이 들어가면서 망막박리를 일으킬 수 있습니다.

저희 병원에서도 눈 트레이닝으로 망막박리를 일으켜 수술 받은 사람이 여러 명 있습니다. 절대로 근거 없는 건강법에 현혹되어 시력을 잃게 되는 일이 생기면 안 됩니다.

POINT
**섬세한 눈 조직에 부담을 주면,
망막 같은 조직은 쉽게 손상되고 맙니다.**

눈 트레이닝 금지! 망막박리를 일으키는 큰 원인

눈을 좌우로 힘차게 움직이거나 무리하게 빙빙 돌립니다. 이른바 눈 트레이닝은 눈 조직에 큰 부담을 줍니다.

눈 트레이닝은 유리체를 흔들어 망막을 손상시킬 수 있다

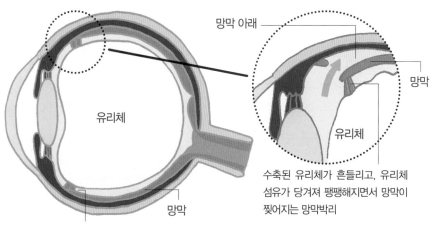

망막 아래

망막

유리체

유리체

망막

유리체 섬유

수축된 유리체가 흔들리고, 유리체 섬유가 당겨져 팽팽해지면서 망막이 찢어지는 망막박리

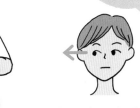

✕ 힘차게 안구를 움직이면 안 됩니다

안구를 좌우로 세게 움직이거나 빙빙 돌리는 '눈 트레이닝'은 유리체 섬유에 부담을 준다.

눈 트레이닝에 열심이다가 오히려 눈 손상을 초래하는 일은 어리석은 생각과 행동이 아닐까요?

근거 없는 눈 건강법에 현혹되지 마라

근시와 눈의 피로를 치료하고, 눈의 불편한 증상을 해결하려는 사람이 많아지면서 눈에 관한 간단한 건강법이 세상에 넘치고 있습니다. 하지만 의학적으로 볼 때 효과가 없는 것뿐입니다.

끼고 보기만 해도 근시와 노안이 개선된다는 천공 안경은 근시나 노안인 사람들이 눈을 가늘게 뜨면 좀 더 잘 보이게 되는 느낌을 주는 핀홀 효과를 말하는 것입니다. 정확히 보이지도 않고, 천공을 통해 본다고 해서 근시와 노안이 치료될 수 없습니다. 눈을 가늘게 뜬다고 해서 근시와 노안이 낫지 않는 것과 같습니다.

특수한 모양이나 먼 곳의 풍경을 담은 사진을 보면 눈이 좋아진다는 것도 엉터리입니다. 풍경 사진에서 실제로 눈과의 거리는 40cm 정도로 시력 조절 근육이 이완되지 않습니다. 3D 아트를 보면 눈이 좋아진다는 것도 거짓말입니다.

좌우의 눈으로 각도가 다른 것을 보고, 하나의 이미지로 뇌를 착각하게 하는 '착시'라는 현상으로, 눈신경과 뇌 모두를 피곤하게 할 뿐입니다. 입체 영화를 본 후 피로감을 느낀 경험이 있지 않습니까? 근거가 없는 사이비 눈 건강법에 현혹되면 눈 건강을 해칩니다.

POINT 핀홀 안경도 눈에 좋다는 그림도 근거가 없을 뿐만 아니라 눈에 유해할 뿐입니다.

간단한 건강 기구로 눈이 좋아지지 않는다

눈 건강에 도움이 되는지 아닌지, 전문의의 시점에서 분석합니다. 논리적인 셀프 케어로 좋은 결과가 나오는 경우에는 보람도 느낍니다.

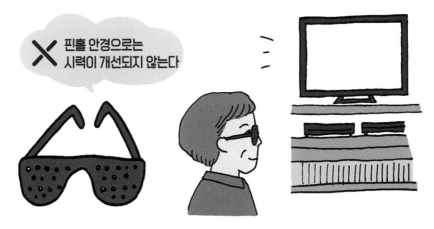

✕ 핀홀 안경으로는 시력이 개선되지 않는다

작은 구멍을 통해 보면, 더 잘 보이는 느낌이 드는 것은 근시와 노안인 사람이 눈을 가늘게 뜨면 약간 잘 보이는 것과 같다. 시력 자체가 개선되는 것이 아니며 치료 효과도 없다.

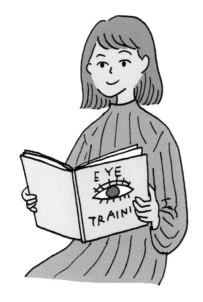
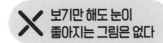

✕ 보기만 해도 눈이 좋아지는 그림은 없다

보는 것만으로도 시력이 개선되는 사진과 그림, 3D아트로 근시와 노안이 치료된다는 것은 의학적으로 볼 때 전혀 근거가 없다. 먼 곳의 경치를 담은 사진이라도 사진 자체는 가까이 있는 물체이기 때문에 먼 곳을 응시하는 릴렉스 효과는 없다. 3D아트는 착시 효과를 이용한 아트로 오히려 눈에 해롭고 피로를 가중시킨다.

눈은 씻는 곳이 아니다! 눈물을 소중히 하자

눈은 열려 있을 때는 항상 외부와 직접 접촉하고 있는 우리 몸의 섬세한 기관입니다. 눈을 지키고 있는 것은 눈물뿐으로, 눈물은 유층과 수층, 뮤신층으로 이루어져 있습니다(p.23 참조), 이 3개 층에서 각막의 투명성과 평활성을 유지하고 있습니다. 이 3개 층의 성분을 씻어내는 것은 뇌에서 두개골을 떼어내고 뇌가 그대로 드러나게 하는 것과 같습니다. 눈을 씻는 것은 그만큼 위험한 일입니다.

수영 후에 수돗물로 눈을 씻는 습관뿐만 아니라 꽃가루 알레르기 대책으로 컵에 안약 용액을 담아 눈을 씻는 제품까지 나오고 있어서 깜짝 놀랐습니다. 소중한 눈물을 씻어내고 무균이라 생각할 수 없는 수돗물이나 세안액으로 눈을 씻어내는 것은 백해무익한 일입니다. 먼지와 약물 등이 들어갔을 때에만 조심해서 눈을 씻어 내는 것이 좋습니다.

수영할 때는 물안경을 끼고, 꽃가루 대책으로는 방진 안경 등을 사용하는 것이 좋습니다. 마이봄샘 막힘의 원인이 되는 아이섀도우 사용도 자제하는 것이 좋습니다. 콘택트렌즈를 오래 착용하면 눈물의 산소 부족으로 각막장애를 일으키기 때문에 착용 시간은 8시간 이내가 되도록 유의합니다. 눈물층을 정상적으로 유지하는 것이 각막을 보호하는 최선의 방법입니다.

POINT
**눈물은 가장 중요한 눈의 보호층입니다.
수돗물이나 세안액으로 귀중한 눈물을 잃지 않도록 주의하세요.**

눈을 씻어도 청결해지지 않는다

수영 후에 수돗물로 눈을 씻는 것과 시판되는 세안액을 사용하는 것은 눈을 보호하는 소중한 눈물을 흘려버리는 것입니다. 그 외에도 잘못된 방법이 많습니다.

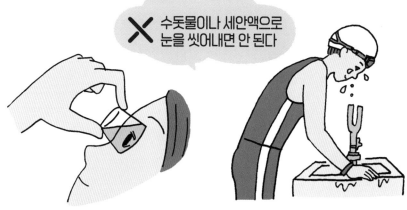

세안액은 소중한 눈의 유지와 각막을 보호하는 뮤신 등을 씻어내버린다. 컵을 반복 사용하는 것도 눈을 더럽히는 것과 같다.

수돗물은 무균이 아니다. 염소도 포함되어 있다. 씻어도 결코 청결해지지 않는다.

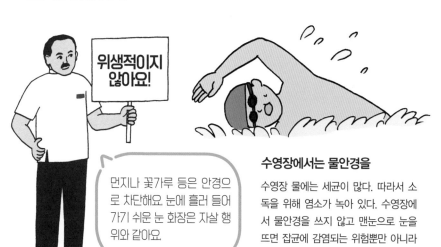

먼지나 꽃가루 등은 안경으로 차단해요. 눈에 흘러 들어가기 쉬운 눈 화장은 자살 행위와 같아요.

수영장에서는 물안경을

수영장 물에는 세균이 많다. 따라서 소독을 위해 염소가 녹아 있다. 수영장에서 물안경을 쓰지 않고 맨눈으로 눈을 뜨면 잡균에 감염되는 위험뿐만 아니라 각막세포 손상으로 이어질 수 있다.

눈을 위해 섭취하면 좋은
녹황색 채소의 색소

눈에 좋은 식재료라고 하면 가장 먼저 블루베리가 떠오르지만 실제로 더 유용한 것은 카로티노이드라는 색소입니다. 특히 선진국에서 실명의 가장 큰 원인이 되는 가령황반변성증 예방에 중요한 것이 루테인과 제아크산틴이라는 노란색 색소입니다.

녹황색 채소에 많이 함유되어 있어 이를 섭취하면 색소가 황반부에 모입니다. 이 노란 색소는 항산화 작용이 강한 활성 산소를 제거할 뿐만 아니라 단파장 빛인 블루라이트를 흡수하여 망막을 보호합니다.

현대 사회는 PC나 스마트폰이 생활의 필수품이 되었습니다. 그러나 LED 광원은 단파장의 블루라이트라서 망막장애를 일으키기 쉽습니다. 실내 조명 및 자동차 조명으로 LED가 사용되고 있고, 지금의 10대들이 40대가 될 무렵에는 황반부의 장애가 상당히 진행되어, 가령황반변성증 등의 망막 장애를 겪는 환자가 증가할 것으로 예상됩니다.

루테인과 제아크산틴을 섭취하고, 아울러 비타민 C와 비타민 E도 섭취합시다. 타메리크도 눈을 보호해줍니다.

건강한 식재료 섭취를 통해 눈을 지켜주세요.

POINT 눈에 좋은 것은 적색부터 황색의 색소 성분입니다.
루테인과 제아크산틴이 제일 좋습니다.

특효 있는 색소 성분은 이 채소에서 얻자

녹황색 채소에 루테인과 제아크산틴이 압도적으로 많이 함유되어 있습니다. 여기에서 소개하는 것 외에도 녹색과 주황색, 노란색 채소를 추천합니다.

루테인이 많은 채소

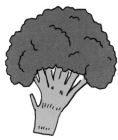

브로콜리

브로콜리는 루테인을 매우 많이 함유하고 있고, 그 외에도 비타민과 항산화 성분도 풍부하다.

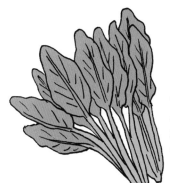

시금치

시금치는 추천하는 녹황색 채소의 대표격. 루테인, 제아크산틴 둘 다 많이 함유하고 있으며, 구하기 쉽고 요리의 종류도 많다.

제아크산틴이 많은 채소

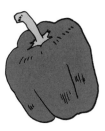

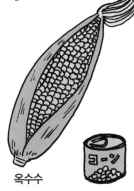

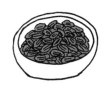

파프리카

파프리카는 제아크산틴 함량은 매우 높다. 빨강, 노랑, 오렌지색, 모두 함유량이 높다. 특히 빨강 파프리카와 옥수수에는 카푸산틴도 풍부해 항산화작용이 높다.

옥수수

콘의 황색 색소에도 제아크산틴이 풍부하다. 영양소가 풍부한 제철에 수확된 통조림도 추천한다.

구기자

한방 생약이기도 한 구기자 열매는 눈에 좋은 약선 식재료이다. 건조되어 있어 보존성도 높다.

생으로 먹는다

가장 추천하고 싶은 방법은 생으로 먹을 수 있는 채소는 생으로 섭취하는 것입니다. 기름과 함께 섭취하면 흡수가 잘되기 때문에 양질의 기름을 사용한 드레싱을 곁들이는 것도 추천합니다.

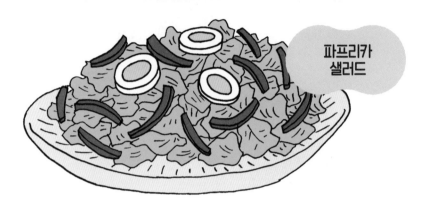

파프리카
샐러드

생 파프리카를 채 썰고, 양상추 같은 잎채소와 삶은 계란과 함께 곁들인 샐러드이다. 노른자에는 루테인, 제아크산틴을 모두 함유하고 있고, 달걀 흰자는 양질의 단백질이 많으므로 함께 섭취하는 것을 추천한다.

드레싱

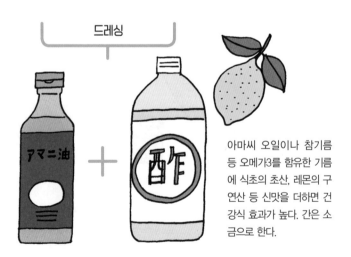

アマニ油 + 酢

아마씨 오일이나 참기름 등 오메가3를 함유한 기름에 식초의 초산, 레몬의 구연산 등 신맛을 더하면 건강식 효과가 높다. 간은 소금으로 한다.

가열하여 먹는다

찌고, 전자레인지로 가열하고, 삶는 등 가열 조리도 추천합니다. 따뜻한 샐러드, 나물이나 무침으로. 파스타와 샌드위치는 당분이 높기 때문에 추천하지 않습니다.

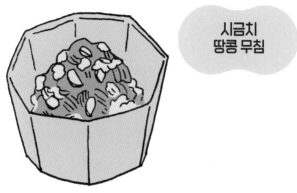

**시금치
땅콩 무침**

데친 시금치의 물기를 짜서 먹기 좋은 길이로 자른다. 아래에 소개하는 양념과 함께 버무린다. 브로콜리 무침도 좋다.

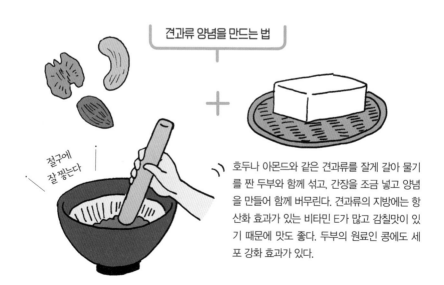

견과류 양념을 만드는 법

절구에
잘 찧는다

호두나 아몬드와 같은 견과류를 잘게 갈아 물기를 짠 두부와 함께 섞고, 간장을 조금 넣고 양념을 만들어 함께 버무린다. 견과류의 지방에는 항산화 효과가 있는 비타민 E가 많고 감칠맛이 있기 때문에 맛도 좋다. 두부의 원료인 콩에도 세포 강화 효과가 있다.

해산물을 통해
붉은 색소와 오메가3 지질을 얻는다

눈 건강을 지키는 붉은 색소 성분의 대표 주자는 아스타크산틴으로 벚꽃새우, 게, 연어 등의 체내에 있는 붉은 색소입니다. 원래는 흰살 생선인 연어는 사실 먹이로 먹은 새우의 색소 때문에 분홍색을 띠게 된 것입니다.

아스타크산틴은 강한 항산화 작용을 하며, 활성 산소를 제거합니다. 아스타크산틴이 많이 함유된 음식을 먹으면 사람의 세포도 활성 산소로 인한 손상으로부터 보호됩니다. 뇌와 눈을 나누는 장벽인 혈액뇌장벽(血液腦障壁, Blood-Brain Barrier, BBB)도 통과하기 때문에 망막에도 작용하는 항산화 물질입니다.

황반변성, 백내장, 포도막염 등을 억제하는 효과가 있고, 모양체근의 피로회복에도 효과가 있다고 보고되고 있습니다. 등푸른 생선에서 얻게 되는 유효한 영양소로서 EPA와 DHA와 같은 오메가3 지방산이 중요합니다.

망막에 있는 원추세포와 간상세포라는 시력과 관련된 중요한 조직을 지키는 역할을 합니다. 또 혈액을 맑게 하여 혈행을 개선하기 때문에 당뇨병성 망막증, 가령황반변성증, 녹내장, 안구건조 등을 예방하고 개선하는 데 도움이 됩니다.

POINT

**새우나 연어의 붉은 색소 아스타크산틴,
등푸른 생선의 EPA, DHA도 섭취가 필요합니다.**

해산물을 자주 섭취하면 노화를 예방할 수 있다

눈 건강은 전신 건강과도 연관이 있기 때문에 항산화, 혈관 강화 성분으로 세포도 혈류도 젊게 유지하는 것이 중요합니다.

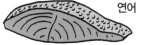

아스타크산틴이 많은 식재료

벚꽃 새우
구하기 쉬운 벚꽃 새우. 새우는 껍질에 붉은 색소 아스타크산틴이 많기 때문에 껍질째 먹을 수 있는 새우라면 뭐든지 OK. 칼슘의 공급원이기도 하다.

연어 연어의 핑크빛 살도 아스타크산틴. 분홍색이 진한 붉은 연어에 함유량이 많다. 연어 알의 색소도 마찬가지. 비타민 D와 칼슘도 풍부하다.

EPA, DHA가 많은 생선

	EPA	DHA
참다랑어 [비계]	1400mg	3200mg
방어	940mg	1700mg
고등어 깡통	930mg	1300mg
꽁치	850mg	1600mg
멸치	780mg	870mg
참고등어	690mg	970mg
붕장어	560mg	550mg
가다랑어 [가을어장]	400mg	970mg
전갱이	300mg	570mg

(가용 부분 100g당)

출처: 문부과학성, 「일본 식품 표준 성분표 2015년판(7회 정정판)」

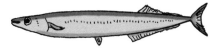

등 푸른 생선 EPA와 DHA가 많은 생선은 등 푸른 생선이라 부르는 등이 검푸르고 지방이 차오른 물고기이다. 생선 요리를 어려워하는 사람이라면 고등어 캔이나 꽁치 캔 같은 통조림을 활용하면 쉽게 섭취할 수 있다.

눈에 필요한 좋은 지방을 적당량 섭취한다

건강을 위해서 지방을 과하게 섭취하지 않는 것이 좋다고 생각하기 쉽지만 잘못된 생각입니다. 지질은 소중한 에너지원으로 눈 건강을 지키기 위해 중요한 성분입니다. 각막 표면의 지질이 부족하면 안구 건조로 이어질 수 있으므로 각막 보호를 위해서 꼭 필요합니다.

또한 좋은 지방이라고 하면 식물성 기름이라고 생각하기 쉽지만 리놀레산은 현대의 식생활에서는 섭취 과잉하는 경향이 있고, 알레르기나 뇌경색, 심근경색의 원인이 되기도 합니다. 올리브유로 대표되는 올레인산이 좋습니다.

등 푸른 생선의 지방산과 식물성 기름 아마씨유로 대표되는 α-리놀렌산은 혈관을 튼튼하게 해줍니다. 또한 고기에 많은 포화지방산은 몸에 좋지 않다고 오해하는 경우가 많은데 반드시 그렇지는 않다는 연구도 진행되고 있습니다.

유지방에는 눈 건강을 지키는 비타민 A 등 지용성 비타민이 함유되어 있다는 장점도 있습니다. 동물성, 식물성으로 나눌 것이 아니라 지질의 종류에 따라 선택하고, 적당량을 섭취하여, 혈관과 세포를 보호하고 각막 건조증을 막는 것이 중요합니다.

POINT

쉽게 섭취하기 어려운 α-리놀렌산을 의식적으로 섭취합니다.
버터도 적당량을 섭취합니다.

눈 건강에 추천하는 오일

지질은 다음과 같이 분류됩니다. 식물성 기름은 오메가-3계의 아마씨유와 참기름을 추천합니다. 적당한 동물성 유지도 중요합니다.

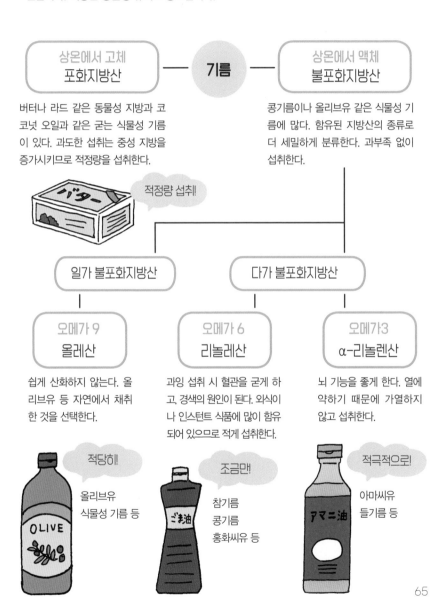

상온에서 고체
포화지방산 — **기름** — **상온에서 액체**
불포화지방산

버터나 라드 같은 동물성 지방과 코코넛 오일과 같은 굳는 식물성 기름이 있다. 과도한 섭취는 중성 지방을 증가시키므로 적정량을 섭취한다.

콩기름이나 올리브유 같은 식물성 기름에 많다. 함유된 지방산의 종류로 더 세밀하게 분류한다. 과부족 없이 섭취한다.

적정량 섭취!

일가 불포화지방산   **다가 불포화지방산**

오메가 9   **오메가 6**   **오메가3**
올레산   **리놀레산**   **α-리놀렌산**

쉽게 산화하지 않는다. 올리브유 등 자연에서 채취한 것을 선택한다.

과잉 섭취 시 혈관을 굳게 하고, 경색의 원인이 된다. 외식이나 인스턴트 식품에 많이 함유되어 있으므로 적게 섭취한다.

뇌 기능을 좋게 한다. 열에 약하기 때문에 가열하지 않고 섭취한다.

적당히!
올리브유
식물성 기름 등

조금만!
참기름
콩기름
홍화씨유 등

적극적으로!
아마씨유
들기름 등

OLIVE

ごま油

アマニ油

고혈당은 망막증의 원인!
당질 제한이 우선이다

일본인의 실명 원인 3위는 당뇨병성 망막증입니다. 혈당이 높은 상태가 계속되면 당이 혈액 속의 단백질과 결합하여 종말 당화 산물(AGE)이 되고, 혈관을 손상시켜 끊어지기 쉽게 만듭니다. 망막의 혈관이 끊어지면 안저 출혈이나 망막박리가 일어나 실명에 이르게 됩니다.

당뇨병 치료는 혈당을 낮추는 것도 중요하지만 혈당이 오르고 내리는 움직임을 안정적으로 만드는 것이 훨씬 더 중요합니다. 혈당치가 급상승하면 인슐린이 대량으로 분비되고(혈당강하제나 인슐린을 투여하는 경우도 생긴다) 혈당은 다시 급격히 떨어집니다.

이 급격한 혈당의 변동을 혈당치 스파이크라 부르고, 모세혈관이 찢어지거나 막히게 하는 가장 큰 원인이 됩니다. 당질을 줄이면 혈당치 스파이크는 일어나지 않고 혈관의 부담도 줄어듭니다. 당뇨병성 망막증으로 실명하지 않기 위한 최선의 방법입니다.

혈관을 직접 볼 수 있는 안과 외과의사는 적절한 관찰을 할 수 있습니다. 당질이 많은 탄수화물을 줄이고, 혈당치를 컨트롤할 수 있게 합시다.

POINT
먼저 당질을 줄이고,
더 이상 혈관을 손상시키지 않는 노력이 가장 중요합니다.

탄수화물을 줄이는 것이 간단한 당질 끊기 방법

당질을 제한하기 위해 식재료의 당질량을 기억하기란 힘든 일입니다. 쌀이나 빵, 면류 등의 탄수화물을 섭취하지 않는 것이 간단합니다.

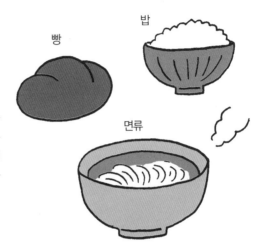

당질이 많은 식재료

빵

밥

면류

밥, 빵, 면류 등 주식이 가장 당질이 많은 음식이다. 혈당치를 올리는 수치는 재료마다 다르지만 세세히 분류하고 생각하기보다는 탄수화물을 피하는 쪽이 빠르다.

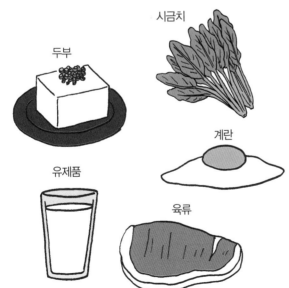

시금치

두부

계란

유제품

육류

당질이 적은 식재료

고기와 생선, 콩 제품, 계란, 우유 및 유제품 등 단백질이 많은 음식과 채소가 상대적으로 당질은 적다. 당근이나 토마토 같은 채소는 당질이 많은 편이지만 섬유질과 비타민의 효과를 감안할 때 먹어도 좋다. 대두 이외의 콩류와 감자류는 NG.

식이섬유는
혈당을 안정시키고 장 운동에 좋다

당뇨병성 망막증 예방에는 당질 제한으로 혈당을 올리지 않는 것이 가장 좋지만, 식이섬유를 적극적으로 섭취하는 것도 또한 중요합니다. 과거에는 식이섬유가 음식의 찌꺼기라고 생각되었지만 최근에는 그 효능이 속속 밝혀지면서 여섯 번째 영양소로 불리고 있습니다.

식이섬유는 불용성 식이섬유와 수용성 식이섬유로 나눌 수 있습니다. 불용성은 수분을 흡수하면 팽창하면서 식욕을 억제하여 과식을 방지하기 때문에 당질의 섭취량도 조정할 수 있습니다. 수용성은 젤 상태에서 포도당이 소장에서 흡수되는 것을 억제하기 때문에 급격한 혈당의 등락=혈당치 스파이크를 방지합니다.

두 식이섬유 모두 식이섬유를 먼저 섭취한 후 당질을 섭취하는 것이, 갑자기 당질을 섭취한 경우보다 혈당 상승을 억제할 수 있습니다. 또한 식이섬유는 장내 세균의 먹이가 되어 장내 환경을 좋게 합니다. 장이 건강해지면 혈액 순환과 신진대사도 완벽하고 눈뿐만 아니라 몸 전체의 세포가 활성화됩니다.

POINT
성질이 다른 2가지 식이섬유를 먹으면,
혈당치 컨트롤도 장 활동도 좋아집니다.

2가지 식이섬유가 많은 음식

주로 채소, 해초, 버섯에 많이 함유되어 있습니다. 섬유감이 있는 것이 불용성, 끈적끈적한 것이 수용성입니다.

불용성 식이섬유가 많은 음식

셀룰로오스와 헤미셀룰로오스, 키틴, 리그닌 등 재료의 줄기와 껍질 등에 함유되어 있다. 뿌리채소, 버섯, 잎채소, 감자, 콩 등에 많다.

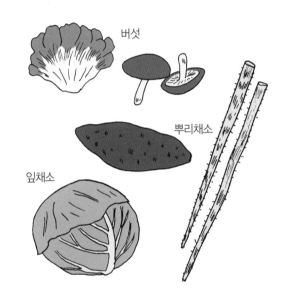

버섯

뿌리채소

잎채소

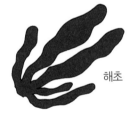

해초

수용성 식이섬유가 많은 음식

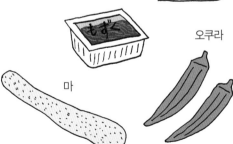

오쿠라

마

펙틴, 알긴산, 검질, 글루코만난 등 재료의 끈적끈적하고, 눅진한 성분이나 물과 같은 성분이다. 해초류, 마, 오크라, 과일, 콩, 보리, 호밀 등에 많다.

눈에는 비타민 B군이 중요하다

눈에 좋은 성분이라 하면 먼저 비타민 A가 떠오르고, 체내에서 비타민 A로 바뀌는 카로티노이드가 많이 회자되고 있지만, 실제로는 비타민 A만큼 중요한 것이 비타민 B군입니다.

비타민 B1, B2, B3(니아신), B6, B12, 엽산, 판토텐산, 비오틴의 8종이 있습니다. 눈의 피로와 노화에 따른 시력저하를 막기 위한 대부분의 점안제와 내복약에 포함되어 있습니다.

본래 인체에 부족할 일 없는 니아신이 현대인에게 부족한 것을 알게 되었습니다. 에너지 대사에 필요한 비타민으로 부족한 경우 영양 흡수가 원활하지 않고 당의 대사 이상으로 모세혈관의 열화를 발생시킵니다. 잠이 오지 않고, 쉽게 피로를 느끼는 등의 증상이 있는 사람은 건강식품을 복용해보는 것도 좋습니다.

니아신으로 혈류가 개선되면 녹내장도 개선됩니다. 혈관 확장 작용에 따른 홍조와 화끈거림 등 니아신 플러시(니아신 복용 시에 발생하는 부작용)가 일어날 수 있으므로 플러시프리 제품을 선택하는 것이 좋습니다.

POINT **대사를 돕는 비타민 B군은 눈에 좋습니다.**
자주 섭취하면 신체의 밸런스가 개선됩니다.

비타민 B군이 많은 음식

영양소는 가능한 식품에서 섭취하는 것이 원칙입니다. 비타민 B가 많은 음식을 기억해 두세요.

비타민 B₁	신경과 근육 조직에 작용하고 눈의 피로 등을 개선하는 작용을 한다.	돼지고기, 장어, 명란젓, 견과류, 콩류 등
비타민 B₂	점막을 보호하는 작용을 하고, 눈의 충혈과 피로를 개선한다.	어패류, 간, 아몬드, 땅콩, 계란, 유제품 등
니아신 (비타민 B₃)	혈류를 개선하고, 녹내장에도 효과적. 에너지 생산과 마음의 안정을 돕는다.	어패류, 명란젓 등의 생선알, 육류, 버섯, 곡류 등
비타민 B₆	시력을 조절하는 모양체근의 주성분인 단백질의 흡수를 보조한다.	채소, 곡류, 어패류 등
비타민 B₁₂	비타민 B6과 동일하게 단백질의 흡수를 돕는다.	어패류, 해초, 간 육류, 계란, 유제품 등
엽산	정상적인 적혈구를 만드는 데 필요하다. 혈관을 보호하고, 태아의 발육에도 중요하다.	효모, 해초류, 간, 육류, 녹차, 시금치, 딸기, 모로헤이야, 브로콜리 등
판토텐산	신경이나 근육 조직에 작용하고, 눈의 피로 등을 개선하는 작용을 한다.	돼지고기, 장어, 명란젓, 견과류, 콩류 등
비오틴	영양소의 대사에 관여하는 보조 효소다. 피부와 점막의 건강 유지를 돕는다.	효모, 버섯, 간, 육류, 견과류, 아보카도, 해산물 등

스마트폰의 블루라이트로 눈은 피로하다

스마트폰이 보급되고, 급격히 눈의 피로와 눈의 조절 장애, 망막 장애 등이 증가하고 있습니다. 악영향의 원인은 4가지입니다. 가장 큰 원인은 광원이 LED라는 점입니다. LED는 블루라이트로 불리는 단파장의 빛으로 망막의 안쪽까지 닿아 황반부 등을 손상시킵니다.

컴퓨터와 TV도 블루라이트이지만 스마트폰은 눈 가까이에서 화면을 보기 때문에 특히 주의가 필요합니다. 눈에서 거리의 제곱에 반비례로, 에너지량이 증가합니다. 반대로 거리를 두면 효과가 줄어듭니다. 2배의 거리라면 빛의 에너지 영향이 4분의 1이 된다는 의미입니다.

눈에 끼치는 영향은 사용 시간에 비례하므로 1일 2시간 이내, 가급적 눈에서 멀찍이 두고 보는 등 규칙을 만드는 것이 좋습니다. 가까이에서 계속 응시하기 때문에 시력조절근인 모양체근의 긴장이 계속되고 눈의 피로 원인이 되고, 들여다보는 자세에 의해 목과 어깨의 긴장이 계속되어서 혈행 불량을 초래하기 쉽습니다. 눈 깜박임의 횟수가 줄어 안구 건조가 되면 각막장애도 발생하기 쉽습니다.

POINT
블루라이트와 나쁜 자세가 더해져
조절근의 긴장과 눈 건조라는 데미지도 발생합니다.

스마트폰을 보는 스타일이 눈의 피로 원인이다

스마트폰은 가능한 한 사용 시간을 짧게 하는 것이 가장 좋지만, 사용할 때 자세와 거리를 조금 수정하는 것만으로도 피로가 줄어듭니다.

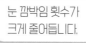

눈 깜박임 횟수가 크게 줄어듭니다.

들여다보는 자세는 목의 혈관과 신경을 압박한다.

가까이에 있는 물체만 보고 있으면 시력조절근의 긴장이 계속된다.

스마트폰은 가급적 단시간에 사용한다. 어두운 곳에서는 보지 않는다!

지근 거리의 블루라이트는 망막을 직격한다.

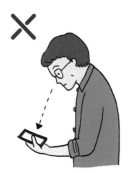

눈보다 훨씬 낮은 위치에 놓고 본다.

테이블이나 무릎 위에 얹어 놓고 내려다보듯 보면 새우등이나 거북목이 되어 어깨와 목에 부담을 준다.

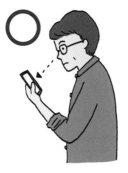

눈보다 조금 낮은 위치에 놓고 본다.

눈보다 조금 낮은 위치에서 보는 것이 좋다. 눈을 너무 크게 뜨지 않을 수 있고 어깨와 목이 앞으로 기우는 정도도 줄일 수 있다.

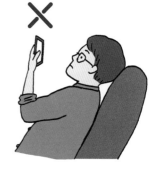

눈보다 높은 위치에 두고 본다.

눕거나 등받이에 기대어 스마트폰을 눈보다 높은 곳에 두고 보면 안구건조증이 심해진다.

블루라이트
차단 상품을 활용한다

스마트폰으로부터 눈을 보호하기 위해서 가능한 한 사용 시간을 짧게 하는 것
이 가장 좋지만 좀처럼 쉽지 않습니다. 블루라이트를 반사하거나 흡수하면서
눈에 들어오는 빛 에너지를 줄이는 블루라이트 차단 안경을 사용하거나 스크
린 필터를 화면에 붙이는 것이 대책이 될 수 있습니다. 필터의 경우 광학적 차
단율과 차단하는 파장에 따라 화면의 밝기와 채도가 달라집니다.

빛은 생체시계를 정상 작동하게 하는 기능도 있기 때문에 아침시간, 야외에
서 블루라이트 차단 안경을 착용하는 것은 피하는 것이 좋습니다.

반대로 밤에 블루라이트에 많이 노출되면 생체시계가 흐트러지기 때문에
가능한 한 스마트폰이나 PC 사용을 피하고 부득이한 경우에는 반드시 블루라
이트를 차단할 수 있는 장치를 함께 사용하는 것이 좋습니다.

백내장 수술에 사용하는 안내 렌즈에 블루라이트 차단 기능을 추가한 최신
렌즈도 나와 있습니다. 블루라이트가 망막에 끼치는 부정적인 영향이 인정되
었기 때문입니다.

POINT

LED의 푸른빛을 차단하여
망막에 자극을 줄이는 것이 중요합니다.

조금이라도 눈의 피해를 줄여주는 아이템

블루라이트의 피해를 조금이라도 줄이기 위해 아이템을 적극 활용합니다. 간단하고 사용하기 쉬운 2개의 아이템과 극비 테크닉을 소개합니다.

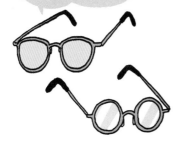

블루라이트 차단 안경

황색빛이 도는 유색 렌즈와 표면 가공으로 블루라이트를 반사하는 타입이 있다.

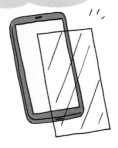

블루라이트 차단 필름

스마트폰 화면에 붙이는 필름으로 화면에서 블루라이트를 반사시키는 타입과 필름이 흡수하는 타입이 있다.

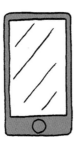

설정에서 화면 색상을 바꾼다

스마트폰의 화면설정에서 화면의 톤을 바꿀 수 있다. 따뜻함이 있는 색상으로 변경하면 블루라이트의 양이 억제되는 효과가 있다.

블루라이트가 뭐지?

파장이 380~500nm인 청색과 자색의 빛이다. 눈에 보이는 가시광선 중 가장 파장이 짧고, 망막의 안쪽까지 닿아 망막장애를 일으킨다.

블루라이트

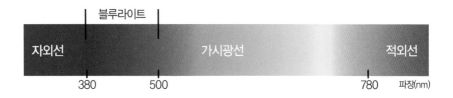

자외선	가시광선	적외선
380	500	780	파장(nm)

1km 이상 떨어진 먼 곳의 경치를 바라보며 눈을 쉬게 하자

현대인의 눈 피로의 대부분은 가까이 있는 것만 보는 습관이 원인입니다. 가까운 물체를 보기 위해서는 모양체근을 긴장시켜 수정체를 옆으로 당기는 힘을 약하게 하고, 수정체가 그 탄력으로 둥글게 되면서 굴절률을 강하게 합니다.

가까이 있는 물체만 오래 보고 있으면, 장시간 모양체근의 긴장이 계속되기 때문에 피로가 쌓이는 것입니다(p.39). 즉 피로한 눈을 쉬게 하기 위해서는 먼 곳을 바라보며 모양체근을 느슨하게 풀어주면 좋습니다. 먼 곳을 멍하니 바라보는 것이 최고의 휴식 방법입니다.

멀리 있는 것은 무엇을 보아도 효과가 있습니다. 먼 산과 수평선 등 자연의 풍경을 볼 수 있으면 기분도 상쾌하고 최고이지만, 창문으로 보이는 거리의 빌딩과 타워를 바라보는 것만으로도 충분히 효과적입니다.

그러나 먼 풍경을 담은 사진을 보는 것은 의미가 없습니다. 눈에서 사진까지의 거리에 초점이 맞춰지기 때문에 모양체근의 긴장이 풀리지 않습니다. 사무실이나 가정에서 보이는 먼 곳의 무언가를 보면 됩니다.

POINT
가능한 한 먼 곳에 초점을 맞춰
모양체근의 긴장을 정기적으로 풀어주세요.

눈의 휴식 장소를 정해두자

눈을 쉬게 하는 데는 먼 곳을 바라보면서 되도록 모양체근을 이완시키는 것에 있습니다. 1km 이상 떨어진 건물이나 산을 바라보는 것이 좋습니다.

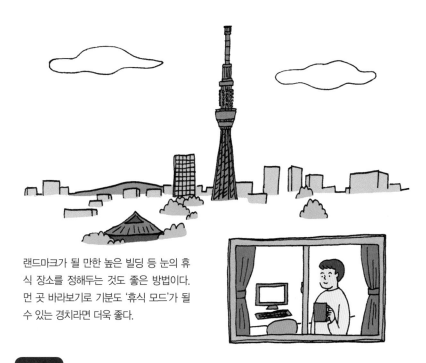

랜드마크가 될 만한 높은 빌딩 등 눈의 휴식 장소를 정해두는 것도 좋은 방법이다. 먼 곳 바라보기로 기분도 '휴식 모드'가 될 수 있는 경치라면 더욱 좋다.

`column`

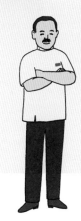

눈 피로에 효과적인 안약

모양체근의 긴장을 안약으로 줄일 수 있습니다. 비타민 B12가 배합된 안약과 비타민 A, 수분을 유지시키는 콘드로이친이 포함된 점안액이 시판되고 있습니다. 해소하기 어려운 눈의 피로는 안과에서 상담을 받는 것이 좋습니다. 근육이 굳을 정도로 긴장해버린 경우, 모양체근의 긴장을 풀어주는 마취제와 같은 점안제를 보험으로 처방받는 방법도 있습니다. 단, 동공이 많이 열리면 눈부심으로 인해 시력 조절력이 저하되므로 취침 전에만 사용합니다.

실내에서도 눈의 긴장을 이완시킬 수 있습니다. 컴퓨터 화면은 눈에서 약 50cm 정도밖에 떨어져 있지 않아, 1시간마다 2~3분 정도로 충분하니, 5m 이상 떨어진 대상을 멍하니 바라본다면, 모양체근의 긴장을 풀 수 있습니다.

가능하다면 시선보다 약간 높은 물체를 보면서 앞으로 치우치기 쉬운 자세를 바로 잡는 효과도 얻을 수 있습니다. 멀리 떨어진 벽에 걸린 달력, 벽걸이 시계와 같은 물체를 멍하니 바라보는 습관을 가져봅시다. 무엇을 바라볼 것인가 정해두면 습관을 기르기 쉬워집니다.

작업에 집중하면, 시간이 지나는 것을 깨닫지 못하는 경우도 많기 때문에 1시간에 한 번 알람이 울리도록 세팅하는 것도 좋은 방법입니다. 작업을 잠시 중단하고 눈을 케어하는 시간을 갖습니다.

앉아서 작업하는 경우에는 일어서서 몸을 풀고 89페이지에서 소개하고 있는 어깨와 목의 긴장을 푸는 스트레칭을 실시하면 효과는 배가 됩니다. 밝은 곳에서 바른 자세로 가능한 한 눈 부담을 줄일 수 있게 배려하면 좋겠습니다.

POINT

가까운 곳을 응시하고 있던 눈의 피로를 푸는 방법으로
멍하니 실내를 바라보는 것도 좋습니다.

시(視) 생활 개선이 눈의 건강을 지킨다

눈을 쉬게 하는 방법을 기억하고 실천하는 것만으로도 눈의 피로도는 크게 달라집니다.
작은 습관으로 눈을 지킵시다.

5~10m 떨어진 벽걸이 시계나 달력 등

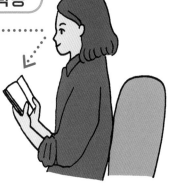

실내에서 멀리 있는 것을 멍하니 바라보는 것이 시력을 조정하
는 모양체근을 이완시키는 데 가장 효과적이다. 시계나 달력 등
을 응시하는 것이 아니라, 보는 듯 마는 듯 2~3분 바라보는 것
이 좋다.

 어두운 곳에 누워서
보는 습관은 안 돼요!

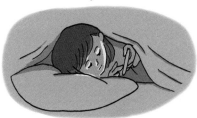

스마트폰을 보는 자세는 다양합니다. 눈보다 위로 놓
고 보면, 눈을 부릅떠야 하기 때문에 각막이 건조해지
기 쉽습니다. 가장 나쁜 것은 가까이 보는 것입니다.
가까울수록 강한 빛이 망막을 손상시킵니다. 또한 밤
에 잠자기 전에 어두운 곳에서 침대에 누워서 보면 동
공이 크게 열리면서 눈에 빛이 과입되어 트러블을 일
으키기 더 쉽습니다. 누워서 보면 안구의 회선이 일어
나 난시축이 변화해 잘 보이지 않습니다. 또한 걸으면
서 스마트폰을 보는 것도 위험하고, 불안정하며 보다
쉽게 눈이 나빠지므로 피해야 하는 자세입니다.

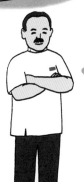

스마트폰을 볼 때는 밝은 곳에 앉아 편안한 자
세가 좋습니다. 화면의 밝기를 약간 낮추고, 눈
에서 멀리 두고 보는 것이 눈을 보호하기 위한
원칙입니다. 사용 시간을 짧게 줄이는 것 또한
중요합니다.

피로한 눈에는
스팀 타월을 올려 눈을 따뜻하게 하자

눈이 피로할 때 간단하면서도 효과적인 해결 방법은 스팀 타월로 눈을 따뜻하게 하는 것입니다. 따뜻한 물에 적셔 물기를 짠 수건을 눈꺼풀 위에 올려두면, 눈 주위의 혈행이 좋아지고 긴장된 근육이 풀립니다. 증기와 수건의 적당한 무게감이 이완을 돕습니다.

전자레인지를 사용해도 좋지만, 너무 뜨거운 상태의 타월은 사용하지 않도록 주의합니다. 눈을 따뜻하게 하는 아이 마스크도 출시되어 있습니다. 이동 중이거나 따뜻한 수건을 준비할 수 없는 경우에 편리하게 사용할 수 있습니다.

눈의 피로는 아직 드러나지 않은 눈의 질병이나 건강 이상, 정신적인 스트레스를 원인으로 일어날 수 있습니다. 스팀 타월로 피로가 풀리지 않는 경우라면 다른 질병이 없는지 검사하는 것도 중요합니다.

눈이 쉽게 피로를 느낀다 생각했는데 원시 및 노안이 진행되고 있거나 녹내장과 같은 무서운 눈 질환이 숨어 있는 경우도 적지 않습니다. 항산화 작용이 높은 음식을 섭취하고 충분한 수면을 취하는 것도 중요합니다.

POINT
스팀 타월로 눈의 혈액순환을 좋게 하고,
근육을 이완시켜서 눈의 피로를 풀어주세요.

눈의 휴식을 위한 최적의 스팀 타월

가정이나 직장에서 간단히 실천 가능한 스팀 타월을 만드는 방법 두 가지를 소개합니다.
혹사 당한 눈의 휴식 시간을 위한 최적의 릴렉스 방법입니다.

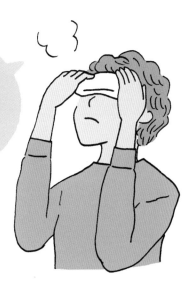

의자나 소파에 앉아 등을 기대고 얼굴을 위로 향하게 하고, 스팀 타월을 올려놓으면 됩니다. 누워서 몸의 힘을 빼고 하면 더 효과적입니다.

뜨거운 물에 담근다

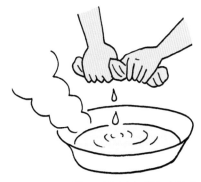

전자레인지에!

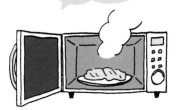

수건을 뜨거운 물에 적신 뒤 물기를 짜고 적당한 크기로 접는다. 온도를 확인하고 눈을 감고 눈썹 위부터 코 근처까지 덮이도록 올려 두고 그대로 5분 정도 느긋하게 쉰다.

수건을 물에 적신 후 물기를 짜서 전자레인지에 1분에서 1분 30초 정도 가열한다. 화상을 입지 않도록 타월이 너무 뜨겁지 않은지 반드시 확인한 후 눈 위에 올린다.

경혈 자극은
눈의 피로와 초기 근시에 효과적이다

피로한 눈과 안정피로에는 경혈을 자극하는 것도 효과가 있습니다. 정확한 곳을 눌러 눈의 피로를 개선합시다. 안구를 직접 압박하지 않는 것이 가장 중요합니다. 근시가 심한 사람이나 고령자들 중에는 눈을 눌러 망막박리나 백내장을 일으킨 사람이 적지 않습니다.

동양의학에서는 생명 에너지인 '기·혈'이 순환하는 통로를 '경락'이라고 합니다. 경락이 외부 세계와 연결되는 곳이 피부의 표면에 있는 '경혈(급소)'입니다. 경혈은 전기 저항이 낮고, 자율신경과 관계가 깊기 때문에 지압 등으로 자극하면 자율신경을 통해 장기를 자극하고 정상으로 만든다는 논리에 기반한 치료입니다.

얼굴에는 눈에 좋은 경혈이 많이 있습니다(pp. 85~87). 경혈은 전신의 기·혈 흐름의 교차점이기 때문에 눈에서 떨어진 곳에도 눈에 효과적인 경혈이 있습니다. 얼굴의 경혈과 전신에 있는 눈에 특효가 있는 경혈을 소개합니다. 피곤하다고 느낄 때는 기분이 좋아지는 경혈을 누르는 습관을 기르면 좋습니다.

POINT **피로할 때 무의식적으로 누르는 경혈. 경혈 자극은
동양의학의 이치가 담겨 있습니다.**

눈에 좋은 경혈을 누르는 방법

손가락으로 가볍게 눌러 약간 아프면서도 시원한 느낌이 드는 곳이 경혈입니다. 혈액순환을 좋게 하고 눈의 피로를 푸는 데 작용합니다. 8초간 누르기를 3번 반복, 손가락으로 눌러 봅시다.

⭕ 손가락으로 살짝 눌러요.

검지, 중지, 약지 등의 손가락 끝을 경혈에 대고 살짝 힘을 줍니다. 급격히 힘을 주어 누르지 말고, 시원한 느낌이 있는지 확인하고 숫자를 세면서 8초 동안 힘을 주었다 빼었다 하며 눌러줍니다. 이를 세 번 반복하면 좋습니다.

❌ 안구를 직접 누르지 않아요!

눈꺼풀 위라 해도 안구를 절대 직접 누르면 안 됩니다. 망막박리와 백내장을 일으키는 원인이 될 수도 있기 때문입니다.

경혈을 손가락 끝으로 누른다

손톱을 세워 누르지 않도록!

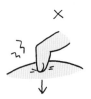

이런 때는 NG

- 피부에 가려움증이나 염증이 있을 때
- 식사 직전이나 직후
- 두통과 발열이 있을 때
- 술을 마신 후
- 격렬한 운동을 한 직후

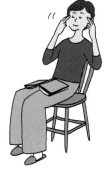

의자에 등을 기대고 앉아 상체에 힘을 빼고 편안한 자세에서 실시한다. 얼굴은 정면을 향하거나 약간 뒤로 젖히고, 얼굴에 힘을 빼고 눈을 감는다.

눈에 효과적인 경혈점을 기억해두자

저는 안과 외안부 전문의이지만 동양의학도 배워서 일본 동양의학회 전문의이기도 하며, 필요에 따라 한방 등의 동양의학을 치료 방법에 도입하고 있습니다.

눈의 피로는 눈의 질병과 굴절 이상으로 많이 발생하지만 원인 모를 통증으로 인한 눈의 피로가 있는 경우라면 동양의학의 경혈(급소)을 지압하는 것이 효과적인 경우가 많습니다. 경혈은 장기와 연관되어 있기 때문에 장기에 질병이 있으면 해당 경혈이 굳거나 눌렀을 때 통증을 느낄 수 있습니다. 불편한 곳에 해당하는 경혈을 적절히 자극함으로써, 결림과 통증을 해소하고, 내장의 피로와 문제를 개선하는 것입니다.

경혈이 반드시 이상이 있는 곳 주위에 있다고는 할 수 없지만, 눈 질병을 개선하는 경혈점의 대부분은 얼굴에 있습니다. 경혈점을 찾는 포인트는 가볍게 눌렀을 때 '아프면서도 기분이 좋다'고 느끼는 곳을 찾는 것입니다. 얼굴 이외의 특효 경혈점도 소개하겠습니다.

POINT 얼굴에는 많은 특효 경혈점이 있습니다.
기분이 좋아지는 감각을 소중히 해주세요.

얼굴에 있는 눈에 효과적인 경혈점

얼굴에는 눈 주위의 긴장과 혈액순환 불량을 개선하는 경혈이 많이 있습니다. 그러나 안구는 절대로 누르지 않도록 주의합니다.

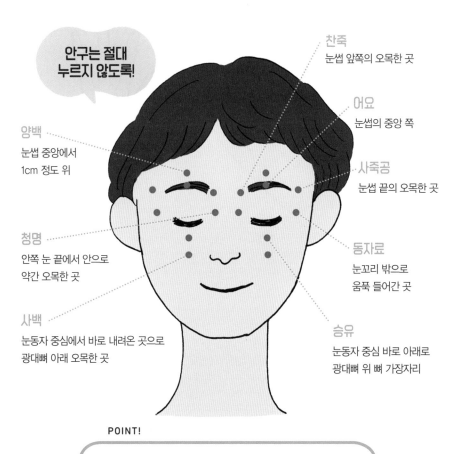

안구는 절대 누르지 않도록!

찬죽
눈썹 앞쪽의 오목한 곳

어요
눈썹의 중앙 쪽

사죽공
눈썹 끝의 오목한 곳

양백
눈썹 중앙에서
1cm 정도 위

동자료
눈꼬리 밖으로
움푹 들어간 곳

청명
안쪽 눈 끝에서 안으로
약간 오목한 곳

사백
눈동자 중심에서 바로 내려온 곳으로
광대뼈 아래 오목한 곳

승유
눈동자 중심 바로 아래로
광대뼈 위 뼈 가장자리

POINT!

경혈을 잘 찾는 방법

그림에서 소개하는 경혈의 위치는 대략적인 위치입니다. 설명하는 부위를 손가락으로 가볍게 눌러보고, 살짝 아프면서 시원한 점을 찾습니다. 얼굴의 경혈은 검지와 중지, 약지 끝을 이용해 살짝 누릅니다. 한 번에 8초씩, 3번 정도 눌러줍니다. 손발에 위치한 경혈은 엄지손가락으로 눌러줍니다.

손과 발에 있는 눈에 효과적인 경혈

눈앞이 흐리고 항상 피로를 느끼는 눈은 몸의 다양한 질병과도 연관되어 있습니다. 손발에 있는 경혈을 누르면 크게 개선될 수도 있습니다.

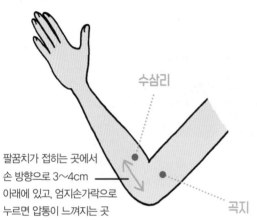

수삼리

팔꿈치가 접히는 곳에서 손 방향으로 3~4cm 아래에 있고, 엄지손가락으로 누르면 압통이 느껴지는 곳

곡지

팔꿈치를 접었을 때 엄지손가락을 타고 내려온 선의 뒤쪽, 상체의 혈액순환을 촉진하고, 어깨와 목의 통증을 해소한다.

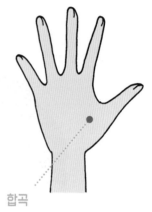

합곡

손의 엄지뼈와 검지뼈 사이에 움푹 패인 곳으로, 누르면 압통이 있는 곳. 두통과 어깨 결림에 특효인 경혈

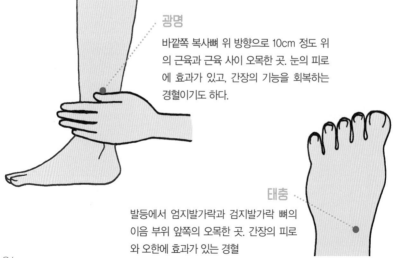

광명

바깥쪽 복사뼈 위 방향으로 10cm 정도 위의 근육과 근육 사이 오목한 곳. 눈의 피로에 효과가 있고, 간장의 기능을 회복하는 경혈이기도 하다.

태충

발등에서 엄지발가락과 검지발가락 뼈의 이음 부위 앞쪽의 오목한 곳. 간장의 피로와 오한에 효과가 있는 경혈

머리와 목에 있는 눈에 좋은 경혈

눈의 피로는 목과 어깨 결림과 연관되어 있습니다. 머리와 목의 경혈을 자극하면 바로 피로가 풀리는 경우도 적지 않습니다.

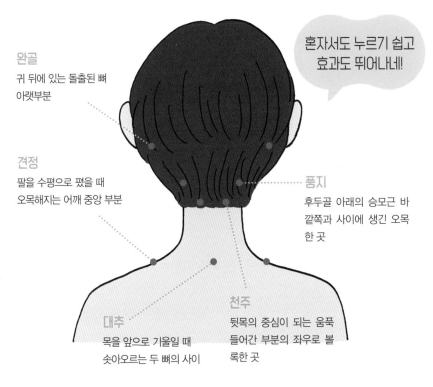

혼자서도 누르기 쉽고 효과도 뛰어나네!

완골
귀 뒤에 있는 돌출된 뼈 아랫부분

견정
팔을 수평으로 폈을 때 오목해지는 어깨 중앙 부분

풍지
후두골 아래의 승모근 바깥쪽과 사이에 생긴 오목한 곳

대추
목을 앞으로 기울일 때 솟아오르는 두 뼈의 사이

천주
뒷목의 중심이 되는 움푹 들어간 부분의 좌우로 볼록한 곳

POINT!

목 주위의 경혈을 잘 누르는 방법

오른쪽 그림과 같이 양손의 엄지손가락을 경혈에 대고 나머지 손가락으로 머리를 지탱하면서 엄지손가락으로 천천히 누른다. 시원한 기분이 드는 곳을 찾았다면 머리를 약간 움직여가며 가벼운 진동을 더하는 것도 좋다.

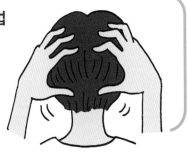

목과 어깨의 혈액순환을 좋게 하는 작은 습관

스마트폰과 PC를 장시간 보고 눈에 피로감을 느낀다면, 어깨와 목도 굳어 있을 것입니다. 근육이 긴장하면 혈액순환이 원활하지 않게 되고, 눈은 더 피로해지는 악순환이 생깁니다. 1시간에 한 번, 3~5분의 가벼운 스트레칭으로 눈의 피로를 풀 수 있습니다. 또한 거북목이나 새우등 자세로 스마트폰이나 PC를 오래 보고 있으면 목이 앞으로 기울어서 과도한 부담을 받게 됩니다.

정상적인 목뼈(경추)에는 30~40도의 커브가 있지만, 자세가 나빠지면 경추가 직선화되는 스트레이트넥(일자목)이 됩니다. 머리의 무게 중심이 앞으로 이동하면서, 이를 지지하는 목 근육이 만성적 긴장 상태가 되고 눈의 피로와 목과 어깨 결림, 손발 저림, 현기증, 구토 등을 일으킬 수 있습니다. 경추 디스크(추간판 헤르니아) 등의 원인이 될 수 있으므로 주의해야 합니다. 의자와 책상의 높이는 바른 자세로 스크린을 볼 수 있도록 귀, 어깨, 허리뼈가 곧게 설 수 있도록 조정합니다.

POINT
눈은 물론 얼굴과 머리, 뇌에 흐르는 혈류는
어깨와 목의 경직을 풀어주면 함께 개선됩니다.

어깨 결림, 목 결림을 해소하는 운동

스마트폰이나 PC를 보거나 의자에 앉아 계속 같은 자세로 일을 할 때는, 1시간에 한 번 이완 운동하는 습관 갖기

목을 좌우로 기울이기

굳은 목과 어깨를 풀어주는 운동

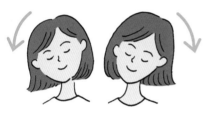

시원한 느낌이 드는 정도로만 목을 좌우로 천천히 기울인다.

목을 앞뒤로 기울이기

앞으로 기울여 굳은 목 근육을 푸는 운동

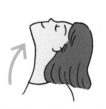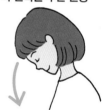

시원한 느낌이 드는 정도로만 천천히 목을 뒤로 젖힌다.

기울일 수 있는 정도로만 천천히 목을 앞으로 기울인다.

column

거북목이 초래하는 스트레이트넥

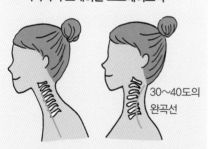

30~40도의 완곡선

정상이라면 완만한 커브곡선을 만들고 있어야 할 경추가, 거북목 자세가 지속되면서 일자로 뻗은 스트레이트목이 됩니다. 목과 어깨 결림이 발생하는 것으로 그치지 않고, 냉증과 두통, 구토감을 일으키는 원인이 되기도 합니다.

어깨 돌리기 운동

손으로 어깨를 짚고 어깨를 돌리는 운동

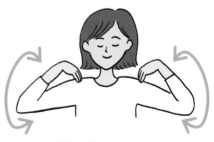

손가락을 어깨에 대고, 팔꿈치를 어깨 높이까지 들어올린 상태에서 팔을 회전시킨다. 앞으로 돌리고 뒤로 돌리는 동작을 번갈아 반복한다.

두피 마사지로
눈이 편해질 수 있다

눈의 피로와 어깨 결림, 목의 긴장이 서로 밀접하게 연관되어 있는 것과 마찬가지로, 두피의 통증도 눈에 크게 영향을 끼칩니다. 또한 눈을 너무 많이 사용하면 산소 소비도 많아지고, 활성 산소가 많이 발생해서 피로를 느끼게 됩니다. 이것은 어깨 결림이나 두피의 혈행 불량이 원인입니다. 두피를 주물러 긴장을 풀어주고 혈액순환을 좋게 하면, 눈의 피로를 완화시킬 수 있습니다.

귀 바로 위에 있는 측두엽근을 회전하듯 주물러 풀어주는 것도 효과적입니다. 머리에도 경혈이 있기 때문에 이 경혈들을 의식하고 주물러 봅시다. 머리 뒤쪽의 '천주'나 '풍지', 정수리의 '백회' 등은 두피의 혈행을 촉진시키는 경혈입니다(p.87 참조). 두개골을 감싸고 있는 두피는 손끝에 의해 약간 움직이는 정도로 두피가 밀리는 것이 이상적이지만, 현대인은 전혀 움직이지 않을 정도로 경직되어 있는 경우가 많습니다. 손가락을 두피 전체에 대고 피부를 조금씩 비비듯이 움직여보면 좋을 것입니다.

POINT 눈이 피곤하고, 목이나 어깨 결림이 나타날 때는
딱딱하게 굳은 두피를 부드럽게 풀어주는 것이 좋습니다.

두피를 부드럽게 만드는 2가지 마사지법

같은 자세가 계속되다 보면 목과 어깨가 결리고, 두피도 함께 경직되는 경우가 많습니다. 효과적인 두피 이완 방법을 알려드립니다.

간단한 두피 마사지

머리의 가장 윗부분, 귀와 귀를 잇는 선의 중앙에 있는 경혈이 '백회'. 목 윗부분의 다양한 증상에 특효가 있고, 스트레스와 불면증, 고혈압에도 효과적이다.

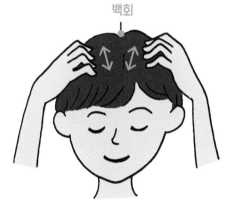

양손으로 머리를 감싸안 듯 잡고, 손가락을 살짝 움직여 두피를 주무르거나, 손을 전후좌우로 움직여서 두피를 흔든다. 마사지를 하는 동안 점차 두피의 움직임이 부드러워지는 것을 느낄 수 있다.

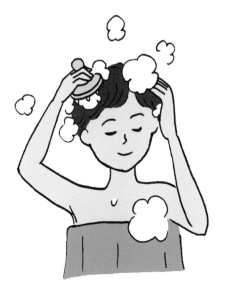

샴푸 브러시 활용법

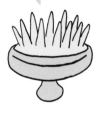

샴푸할 때 두피 마사지를 할 수 있는 고무나 실리콘으로 만든 샴푸용 브러시를 사용하면 좋다. 매일 하는 샴푸로 두피를 풀어주는 습관을 길러보자.

밤에는 욕조에 몸을 담그고
따뜻하게 하면 혈행이 개선된다

눈의 피로로 몸의 컨디션이 좋지 않은 상태가 오랫동안 지속되는 것이 '안정 피로'인데, 혈액순환을 좋게 하는 것이 가장 효과적인 개선 방법입니다. 특히 목욕은 눈의 피로를 개선하는 데 큰 효과가 있습니다.

먼저 약 40도의 물에 10분 정도 어깨까지 몸을 담그고 전신의 혈액순환을 원활하게 합니다. 좋아하는 향기의 입욕제나 에센셜 오일을 사용하면 더욱 효과적입니다. 그 후 10분 정도 반신욕을 합니다. 이때 스팀 타월(p.80 참조)을 눈꺼풀 위에 대거나 눈의 경혈(p.84 참조)을 눌러주는 것도 좋습니다.

머리와 몸을 씻은 후, 헹굼 단계에서 눈 주위와 목, 어깨에 43도 정도의 온수를 5분 정도 샤워로 맞으면 혈행이 좋아집니다. 단, 눈은 압력에 약하기 때문에 안구부에 직접 샤워기를 가져다 대면 안 됩니다.

입욕 후 2시간 정도 지나면 심부 체온이 내려가고, 부교감신경이 활성화되면 편안한 수면을 취할 수 있고, 취침 중에 세포가 재생되는 것도 입욕의 큰 장점입니다.

POINT 미지근한 물은 전신의 피부와 근육의 긴장을 풀고 혈액순환을 개선하는 좋은 방법입니다.

눈의 피로를 떨치는 입욕법

'목욕'은 '눈의 피로'를 개선하는 데 매우 효과적인 방법입니다. 여유롭게 몸을 담그고 긴장을 풀어, 전신의 혈액순환을 원활하게 합니다.

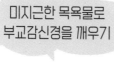

미지근한 목욕물로
부교감신경을 깨우기

밤에 목욕을 할 때는 미지근한 물로 천천히 몸을 덥히는 것이 좋다. 몸의 긴장이 풀리고, 혈액순환이 잘 되기 때문에 숙면 스위치가 ON.

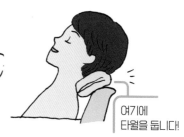

여기에
타월을 둡니다!

뜨거운 물에 적셔 물기를 짠 타월을 욕조 머리맡에 두면 혈행 개선 효과가 있다.

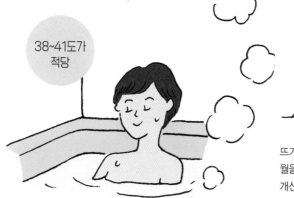

38~41도가
적당

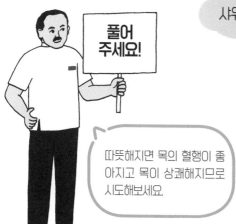

풀어
주세요!

따뜻해지면 목의 혈행이 좋아지고 목이 상쾌해지므로 시도해보세요.

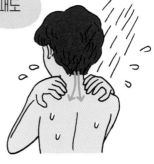

샤워할 때도

샤워만 할 때도 목 뒤로 샤워기를 대주면 샤워에서 나오는 수압으로 마사지 효과를 느낄 수 있다. 뒷덜미에서 어깨를 따라 림프가 흐르도록 하면, 두부의 울혈이 해소된다.

피지를 과도하게 제거하지 않고 건조할 때는 오일을 사용하자

알레르기와 아토피성 피부염은 실명으로 이어지는 눈 질환의 원인이 되기 때문에 안과 의사인 저도 많은 관심을 쏟고 있습니다. 특히 아토피는 피부 장벽 기능이 약해져 가려움증이 심해지고, 눈꺼풀 피부염과 결막염을 일으키기 쉽습니다. 또한 젊은 사람도 가려움증 때문에 눈을 문지르거나 두드리다가 백내장이나 망막박리를 일으키고 원추각막으로 번질 수 있습니다. 현수인대가 약해져 녹내장이나 수정체 탈구를 일으키는 사람도 있습니다.

중요한 것은 피부의 건조를 막는 것입니다. 가려움증에는 스테로이드가 사용되지만 부작용이 심하기 때문에 장기간 사용할 수 없습니다. 수분 증발로 인해 건조해지는 것을 방지하기 위해서는 입욕 시, 올리브 오일이 배합된 비누로 가볍게 피부를 씻고, 잘 헹군 후에는 젖은 상태의 피부에 아르간 오일과 올리브 오일 등 양질의 오일을 발라주는 것이 좋습니다. 가볍게 샤워로 씻어내면 본래 우리 몸이 가진 유분이 남아 보습 효과와 세포의 안정화를 도모할 수 있습니다.

POINT **가려움증 대책으로 피부의 수분 손실을 막고 피지를 유지합니다.**

건조를 방지하는 목욕과 오일 케어

얼굴은 물론 몸의 가려움을 방지하는 생활 습관을 알아두세요. 입욕과 세안으로 피지가 모두 제거되지 않게 하고, 양질의 오일로 케어해주세요.

세게 문지르지 말고
부드럽게 씻어낸다

거친 타월이나 바디 브러시에 다량의 비누를 묻히고 강한 힘으로 문지르면 피지가 과도하게 씻겨 나간다.

양질의 오일로
바디케어

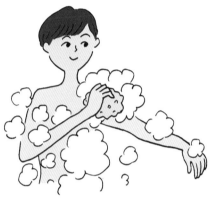

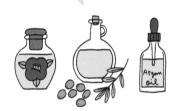

오일은 압축해 짜낸 것으로, 화학약품을 사용하지 않은 자연 그대로의 오일이 좋다. 동백 오일이나 올리브 오일이 손쉽게 구할 수 있는 오일. 모로코에서만 생산되는 귀한 아르간 오일은 보습력이 뛰어나기 때문에 피부를 지키는 힘도 강하다.

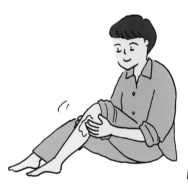

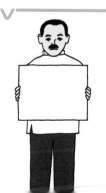

대량으로 사용하는 것이 아니므로 좋은 오일을 선택해 피부를 건강하게 유지하는 것이 눈을 위해서도 피부 건강을 위해서도 도움이 됩니다.

목욕 후에는 전신에 오일을 얇게 발라 피부를 보호한다. 욕실에서 바른 후 샤워로 살짝 흘려보내면 끈적거림을 줄일 수 있다.

95

눈의 피로 해소에 중요한
취침 전 1시간

스마트폰과 PC의 화면은 블루라이트라 불리는 LED 단파장의 빛으로 망막에 도달하면 정보가 시상하부에 전달됩니다. 취침 직전까지 스마트폰이나 PC를 보면 두 가지 문제가 발생합니다. 하나는 생체시계가 재설정되어 늦은 밤 시간인데도 몸이 아침으로 착각하고 수면주기가 흐트러집니다. 다른 하나는 수면호르몬인 멜라토닌 분비가 억제되고 이 때문에 쉽게 잠들지 못해서 수면의 질이 저하됩니다.

좋은 수면을 취할 수 없게 되면 세포의 재생 능력이 떨어지고, 결국 눈의 세포뿐만 아니라 전신에 영향을 미칩니다. 자기 직전까지 PC나 스마트폰을 보지 않는 것 외에도 블루라이트의 LED 조명을 밝게 사용하는 것도 피하는 것이 좋습니다. 파장이 긴 따뜻한 색의 조명으로 밝기를 낮추어 사용합니다. 수면 모드인 부교감신경을 활성화 상태로 두기 위해, 미지근한 물에 몸을 담그고 휴식을 취해 편안한 수면을 준비합니다.

POINT
눈을 블루라이트에서 멀어지게 하고,
수면을 위해 자율신경이 안정되는 조건을 만들어주세요.

하루의 끝에 몸도 뇌도 느긋해지기

취침 전의 시간은 수면의 질을 높이기 위한 궁리를 하는 시간이길 바랍니다. 교감신경을 자극하여 생체시계를 흐트러트리는 스마트폰을 보지 않도록 주의하세요.

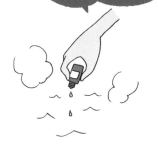

> 좋아하는 향의
> 입욕제와 가벼운 스트레칭

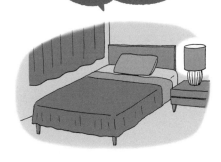

> 스마트폰은 오프!
> 공간은 부드러운 빛으로

향기는 편안히 쉬는 시간을 보다 양질의 휴식 시간으로 만들어 준다. 입욕 시에는 오일을 1~2방울. 욕조에서 굳은 손발이나 근육을 뻗어 풀어주는 것도 좋다.

잠들기 직전까지 블루라이트를 보는 것은 엄격히 자제하는 것이 좋다. 조명은 따뜻한 색상으로 하고, 잠드는 동안은 꺼둔다. 부교감신경이 활성화되면, 멜라토닌의 분비가 촉진된다. 쾌적한 잠자리는 세포 재생에도 좋은 영향을 끼친다.

---

column

햇빛과 조명은 하루의 온오프 전환의 열쇠

현대 시대는 낮과 밤의 경계가 없어지면서, 인체의 생활 리듬이 무너지고 있습니다. 아침 햇빛을 받고, 교감신경을 ON으로 켜고 세라토닌의 분비를 늘리고, 어두워지면 OFF TIME으로 전환하여 수면 호르몬인 멜라토닌을 늘리도록 합니다. 또한 근시는 안구 축이 길어지게 하는 원인의 하나. 햇빛은 자외선으로 안구를 단단하게 만들어 안구 축이 한쪽으로 길어지는 것을 방지하기 때문에 근시 예방에도 효과적입니다. 특히 아이들이 밤늦게까지 깨어 있지 않도록 주의하는 것이 좋습니다.

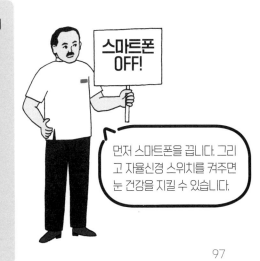

> 스마트폰
> OFF!

> 먼저 스마트폰을 끕니다. 그리고 자율신경 스위치를 켜주면 눈 건강을 지킬 수 있습니다.

적정한 시력 교정이 눈의 부담을 줄인다

안경 쓰는 것을 싫어하거나, 노안을 인정하고 싶지 않아서 잘 보이지 않는데 제대로 시력을 교정하지 않고 생활하면, 증상이 빠르게 진행될 뿐만 아니라, 눈의 피로와 어깨 결림, 두통 등의 원인이 되기도 합니다. 눈을 찌푸리는 등 애써서 보는 것과 편하게 보는 것과는 눈의 피로감이 천지 차이입니다. 근시와 난시 이외에도 20세 무렵부터 시력 조절력이 떨어지기 시작하기 때문에 10대에 이미 노안이 시작되는 사람도 있습니다. 초기에 안경으로 굴절교정을 하면 쉽게 볼 수 있을 뿐 아니라 피로도 적습니다. 보이지 않는다 생각되면 시력 검사를 받아야 합니다. 다초점 안경의 경우, 다양한 종류가 있기 때문에 생활에 맞게 선택하면 삶의 질을 향상시킬 수 있습니다.

어린이는 수정체에 탄력이 있기 때문에, 약간의 원시와 난시가 있어도 스스로 조절해서 어느 정도 잘 볼 수는 있지만 모양체근의 긴장으로 인해 실제로 눈은 매우 피로한 상태입니다. 이 때문에 책읽기를 싫어하거나 공부를 싫어하게 될 수도 있습니다. 특히 어린이의 원시는 빨리 발견하고 교정하는 것이 중요합니다.

POINT

직장이나 취미 등 라이프 스타일에 맞추어
안경의 선택 방법을 고려해야 합니다.

생활 패턴에 맞는 안경을 선택한다

연령으로 판단하지 않고, 근시, 원시, 난시의 도수를 제대로 측정하고 빨리 교정하는 것이 피로가 적은 편안한 생활을 가능하게 합니다.

다초점 렌즈의 선택 방법

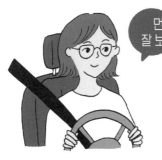

먼 곳을 잘 보고 싶다

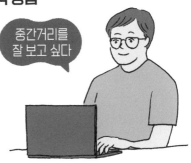

중간거리를 잘 보고 싶다

원근 렌즈

원방
중간
근방

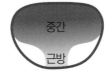

중근 렌즈

중간
근방

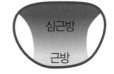

근근 렌즈

심근방
근방

가까운 곳부터 먼 곳까지 보인다

먼 곳이 보이는 것에 중점을 두었다. 가까운 곳은 시야가 좁아진다. 컴퓨터 화면 등 중간거리 보기에 취약하다.

3~5미터 떨어진 곳이 잘 보인다

실내 생활에 중점을 두었다. 요리와 독서에 적합하지만, 밖으로 나가면 보이지 않는 것도 많아 불편할 수 있다.

1미터 정도까지 잘 보인다

가까운 곳을 보는 데 중점을 두었다. 컴퓨터 화면 등이 잘 보인다. 손이 닿는 곳과 화면을 교대로 보며 일하는 사람에게 적합하다.

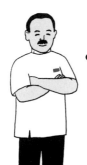

시력 교정은 각막의 굴절률을 바꾸는 라식과 ICL 등 안내 렌즈 삽입과 백내장 치료 시 안내 다초점 렌즈 삽입 등 수술로 교정하는 방법도 있습니다. 의사의 수술 실력이 결과를 좌우하기 때문에 충분히 검토한 후 선택하는 것이 중요합니다.

안약을 안전하게 효과적으로 사용하는 방법

약국에는 눈의 피로, 가려움, 조절 장애 등의 개선을 목적으로 하는 안약이 많이 진열되어 있습니다. 안약 사용에서 중요한 점은 필요한 경우에, 증상에 맞춰 필요한 기간만큼만 사용하는 것입니다.

예를 들어 눈의 충혈을 완화시키는 점안제는 혈관 수축제로써 일시적으로 눈의 흰자를 미백시키기도 하지만, 계속 사용하면 혈관이 확장되고 결국 항상 눈이 충혈된 상태가 될 수 있습니다.

눈물은 눈을 보호하는 최고의 보호액이라 할 수 있는데, 안약을 과다 사용하게 되면 눈물의 균형을 무너뜨릴 수 있습니다. 시판되는 점안제에는 보존제가 들어 있는 것이 많고, 이 때문에 계속 사용하면 각막 손상을 일으킬 수 있습니다. 의료용 점안제는 보존제가 적거나 무첨가이므로 의료기관에서 처방받는 것이 좋습니다.

안약을 넣는 방법도 중요합니다. 아토피 등의 질환 때문에 눈을 문지르기 쉬운 사람은 체질(증)에 맞추어 월비가출탕, 황련해독탕 같은 한방약을 복용하면 증상을 억제할 수 있습니다.

POINT
안약에 지나치게 의존해서는 안 되지만,
필요한 때에는 적절히 사용하는 것이 정답입니다.

안약의 바른 사용법

안약 넣기를 어려워하는 사람, 잘못된 방법으로 넣는 사람을 위해 점안액 사용법을 알려드립니다. 올바르게 안약을 넣어왔는지 체크해 보세요.

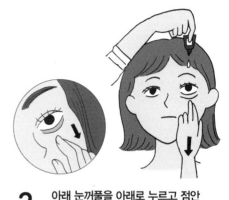

올바른 점안법

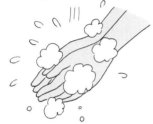

1 먼저 손을 깨끗이 씻는다
비누로 손을 깨끗이 씻는다.

2 아래 눈꺼풀을 아래로 누르고 점안
안약을 들지 않은 손의 손가락 끝으로, 아래쪽 눈꺼풀을 아래 방향으로 안쪽에 위치한 뼈에 닿을 정도로 가볍게 누르고, 눈동자 위로 한 방울을 떨어뜨린다(한 방울로 충분하다). 눈은 조금만 뜨고 있어도 된다. 눈동자 위로 떨어뜨리지 않아도 된다. 안약 용기의 끝이 딱딱해서 눈에 상처를 줄 수 있으므로 눈에 직접 닿지 않도록 주의한다.

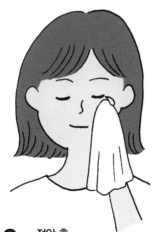

3 점안 후
점안액을 떨어뜨린 후에는 바로 눈을 감고, 눈 주위로 흐른 안약과 눈물은 닦아낸 후 잠시 그대로 있는다.

column

가려움증을 줄이는 약은 사용하는 것이 좋습니다
꽃가루 알레르기와 아토피로 인해 눈을 자주 문지르고 있다면 젊은 나이라 해도 망막박리나 백내장이 발생할 수 있습니다. 이를 방지하기 위해서는 먼저 가려움을 적절히 억제해야 합니다. 항히스타민제가 처방된 내복약이나 염증을 억제하는 스테로이드제와 같은 점안액을 사용합니다. 약을 피하기 위해 가려움을 참는 것보다 증상에 따라 약은 점차 바뀌기 때문에 의사의 지시에 따라 약을 조절하는 것이 정답입니다.

예방은 최고의 치료이다. 소중한 눈을 보호하기 위해서는 매일 세심한 관찰이 필요하다.

정보의 90%를 눈을 통해 받아들이기 때문에, 현대 사회에서 눈은 피로하기 쉽고 병에 걸리기도 쉽습니다. 또한 눈은 뼈로 보호받지 못하고 외부에 직접 노출되어 있기 때문에 다른 장기들보다 장애가 생기기 쉽습니다. 더욱이 최근에는 모든 세대가 스마트폰을 사용하고 있기 때문에 LED 광원에 장시간 노출됨에 따른 망막장애도 앞으로 큰 문제로 대두될 것입니다. 눈의 입장에서 보면 참 힘든 시절인 셈입니다. 저는 식사와 운동, 수면으로 생활 리듬을 정돈하고, 잠자리에 들기 전에는 부교감신경이 활성화되도록 해 혈액순환을 좋게 하고, 눈을 조절하는 모양체근을 쉬게 합니다. 눈의 피로를 없애기 위해서는 스팀 타월로 눈을 따뜻하게 해주는 것을 추천합니다. 운전이나 컴퓨터, 스마트폰을 사용하는 경우에는 블루라이트와 자외선을 차단하는 안경으로 망막을 보호하는 것이 필수입니다.

풍요의 시대에 늘어난 당뇨병은 당질을 제한하는 식사가 당뇨병성 망막증을 예방하는 데 유용합니다.

매일 관심을 기울여 예방하는 것이 눈 질병과 시력 저하를 물리쳐줄 것입니다. 또한 최첨단 눈 수술을 받고 병을 치료한 뒤에도 눈을 보호하는 식습관과 생활 습관을 이어가야 합니다.

Part

3

안과에서 받는
후회하지 않는 눈 치료

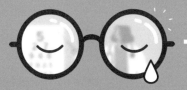

눈에 문제가 생기면 신속하게 실력 있는
안과 의사에게 최선의 치료를 받으세요. 발생하기 쉬운
눈 질병의 원인과 치료에 대해 설명드리겠습니다.

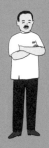

전문의에게 치료를 받을 때 고려할 점

이 장에서는 안과에서의 치료가 꼭 필요한 눈 질병에 대해 설명합니다. 눈의 피로나 안구건조 등은 Part 2에서 소개한 식생활과 자기 관리로 개선하거나 악화를 방지할 수 있지만 백내장, 녹내장, 망막증, 황반변성 등은 의사의 치료가 필요합니다.

수술로 회복하는 질병도 적지 않습니다. 그러나 최상의 결과를 얻기 위해서는 환자도 지식이 필요한 시대입니다. 눈 질병의 개요 및 치료법 등을 이해합시다.

안과 의사의 치료는 의사의 실력과 경험에 의해 크게 좌우된다는 것을 염두에 두셔야 합니다. 지금까지 저의 병원을 찾은 환자 중에는 왜 이런 치료를 받아왔는지 도저히 믿을 수 없는 경우도 적지 않습니다.

어떤 의료기관에 가도 동일한 의료비로 동일한 수준의 치료를 받을 수 있다고 생각한다면 큰 오산입니다. 기본적인 수술이야말로 수술하는 사람의 실력이 중요하고, 수술 후 결과도 좌우합니다.

눈 질병은 일각을 다투는 긴급한 케이스가 적고, 대부분 시간적 여유가 있습니다. 서두르지 않고 어디서 치료를 받아야 하는지 살펴봐야 합니다. 만일의 경우를 대비해 미리미리 조사를 해둔다면 더욱 안심할 수 있습니다. 여기서는 오해하기 쉬운 몇 가지를 소개합니다.

다니기 쉬운 가까운 곳이 좋다

예를 들어 백내장 수술에서 통원 횟수는 고작 몇 차례에 지나지 않습니다. 가까이 있다는 것만으로 실력 없는 안과를 선택하고, 그 후 몇 년, 몇 십 년을 잘 보이지 않는 현실과 맞닥뜨릴 건가요?

큰 병원이라 안심한다

큰 병원에 반드시 실력 있는 의사가 있다고 할 수는 없습니다. 종합병원이나 대학병원의 경우, 내과는 유명하다고 해도 안과는… 단언하기 어렵습니다. 경험이 적은 의사가 담당이 될 수도 있습니다. 미리 수술한 횟수나 수술 실력을 확인한 후에 선택해야 하지 않을까요?

수술비가 싸기 때문에 부담이 적다

눈 수술은 몇 번이나 받는 수술이 아닙니다. 저가 수술의 이면을 생각해봅시다. 만약 수술에 실패하면 복구하는데 더 많은 비용이 들 수도 있다는 것을 잊지 마세요.

수술하라고 권하지 않아서 좋은 의사다

수술 이외의 방법으로는 낫지 않는 눈 질병인데 "지금 바로 수술을 하지 않고 상태를 지켜봅시다?"라고 말하는 의사를, 환자를 생각해주는 좋은 의사라고 생각하는 사람도 있는데 "지금 실패하는 것보다, 뒤로 미루자"라고 생각하는 자신 없는 안과 의사에게 치료를 맡기고 있는 것일 수도 있습니다.

백내장은 수정체의 혼탁으로 인한 시력 저하

눈 질병 중에서 가령(노화)에 따라 발병률이 가장 높아지는 것이 백내장입니다. 원인은 수정체의 혼탁으로, 나이가 들면 피부가 칙칙해지는 것처럼 수정체도 노화와 함께 탁해집니다. 투명해야 할 렌즈가 탁해지면서 보이지 않는 것입니다.

백내장의 증상은 사람마다 다릅니다. 말 그대로 뿌옇게 흐려 보이는 사람도 있고, 물체가 이중 삼중으로 보인다, 어둡다, 눈부시다, 근시가 심해진 느낌이다…처럼 천차만별입니다.

진행이 느리기 때문에 잘 보이지 않는 상태를 자각하지 못하는 경우가 많은 것도 특징입니다. 증상이 가벼운 사람까지 포함하면 50대에 50%, 60대에 80%, 70대에 90%, 80대에서는 거의 100%가 백내장을 겪습니다.

최근에는 40대에서도 백내장이 증가하고 있습니다. 증상이 진행되면 수술을 받아야지 하는 생각을 하고 있는 사람도 있지만, 저는 아직 조금은 보이는 단계에서 신속히 수술을 하는 편이 좋다고 생각합니다. 다초점 렌즈라면 거의 모두가 맨눈으로 볼 수 있는데, 백내장을 방치하면 녹내장을 유발하게 되기 때문입니다.

백내장은 어떤 질병인가

각막 안쪽에 있는 수정체라는 렌즈에 해당하는 부분이 탁해지면서 생기는 병입니다. 탁한 정도와 탁해진 위치에 따라 증상은 크게 다릅니다.

백내장의 상태

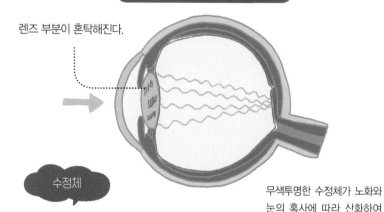

렌즈 부분이 혼탁해진다.

수정체

두께 4mm

전낭

후낭

직경 9mm

피질

핵

표면은 낭이라는 얇은 막으로 싸여 있고, 내부는 단백질과 물로 이루어진 무색투명한 겔 상태의 피질로 되어 있다. 중심에 압축된 핵이 있다. 어떤 부분이 탁해졌는가에 따라 증상이 달라진다.

무색투명한 수정체가 노화와 눈의 혹사에 따라 산화하여 변질되고 탁해지는 것이 백내장이다.

방치는 금물!

백내장을 방치하면 수정체가 부풀어 홍채가 들어올려지고, 안구 내부의 물 흐름이 나빠져 안압이 올라가서 녹내장이 진행됩니다. 때문에 백내장 수술을 서두르는 것이 좋습니다.

107

백내장을 고칠 수 있는 방법은 수술 치료뿐이다

현재 백내장을 치료하는 방법은 수술 이외에 다른 방법은 없습니다. 수정체는 낭이라고 하는 캡슐 안에 세포와 단백질이 있는데 탁해진 세포와 단백질 조직을 떼어내고, 이 조직을 대체할 수 있는 안내 렌즈를 삽입하는 것이 백내장 수술입니다. 탁해진 조직을 제거함으로써 투명함을 되찾고, 안내 렌즈를 통해 다시 잘 볼 수 있게 됩니다.

안내 렌즈의 종류와 선택 방법에 따라 수술 후 보이는 정도에 차이가 있습니다. 보험 적용이 되는 단초점 렌즈는 말 그대로 하나의 초점이 보이기 때문에 다른 거리를 보려면 안경이 필요합니다. 하지만 최근 개발된 다초점 렌즈는 다양한 거리에 초점이 맞을 뿐만 아니라, 난시도 교정하고 노안에도 사용할 수 있습니다.

대부분의 경우, 수술 후 맨눈으로 볼 수 있습니다. 하지만 렌즈마다 일장일단이 있으며 만능이 아닙니다. 원근 2초점과 3초점 렌즈, 확장형 연속 초점 렌즈 중에서 생활에 더 적합한 렌즈를 선택하세요(p.117 참조).

POINT **탁해진 수정체는 원래 상태로 돌아오지 않습니다.**
치료는 수술이라는 한 가지 방법뿐이지만 그 안의 선택지는 다양합니다.

백내장 수술 과정

최근 백내장 수술은 점안 마취를 한 후 진행됩니다. 각막이나 수정체의 손상도 매우 작고, 탁해진 수정체를 분쇄하여 흡수해 배출하기 때문에 보다 안전합니다.

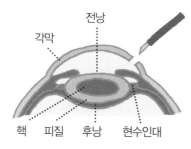

전낭
각막
핵 피질 후낭 현수인대

1 점안제로 국소마취를 한다.

2 각막을 작게 절개하고 수정체 주머니(전낭)를 찢어 창을 낸다.

이 과정이 개선! 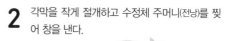 상처가 작아졌다

3 낭에 만든 창으로부터 내부의 핵을 초음파로 잘게 분쇄하고, 밖으로 흡입해 제거한다. 얇은 피질도 함께 흡입, 제거하고, 후낭(주머니의 뒤쪽)의 깨끗한 낭만을 남긴다.

이 과정이 개선! 분쇄 후 유화

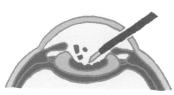

안내 렌즈

4 낭 안을 점탄성 물질이라는 특수한 액체로 채우고, 접은 안내 렌즈를 가는 관을 통해 삽입한다. 렌즈를 고정하기 위한 루프가 내부에서 펼쳐지면서 안정한다.

5 수술 종료! 자기폐쇄무봉합 수술에서는, 절개 상처는 안압으로 자연스럽게 아물기 때문에 상처를 꿰맬 필요가 없고, 수술 후 난시도 일어나지 않고, 시력 회복도 빠르다.

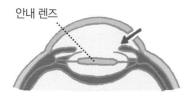

안과 의사의 기술과 설비에 따라 다를 수 있습니다. 위에서 소개한 방법은 제 병원에서 수술할 경우의 과정입니다. 상처의 크기와 눈에 주는 부담은 기술, 설비 등에 따라 달라지기 때문에 사전에 잘 알아보고 진찰을 받는 것이 좋습니다.

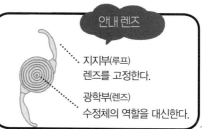

안내 렌즈

지지부(루프)
렌즈를 고정한다.

광학부(렌즈)
수정체의 역할을 대신한다.

백내장 수술을 받기 전과 받은 후

개인차가 있지만 요즘 같은 장수 시대에는 인구의 대부분이 언젠가는 백내장 수술을 받을 가능성이 있습니다. 미리 수술에 이르기까지 어떤 단계를 거치게 될지 알아두시기 바랍니다.

평소 좌우 각각 눈의 상태를 확인하고, 잘 보이지 않는다고 느껴지면 신뢰할 수 있는 안과에 찾아갑니다. 녹내장이나 망막 질환 등 여러 증상이 나타나는 경우도 있으므로 눈 치료는 종합적으로 실시해야 합니다.

백내장 진단이 되고, 이로 인해 시력 저하가 되고 있는 상태라면 수술을 고려하셔야 합니다. 서두를 필요는 없으니 언제 수술을 할지 어디서 할지 충분히 생각하십시오. 수술을 하는 경우, 안과 의사의 기술과 경험이 중요하고, 안내 렌즈의 선택도 그 후의 생활에 많은 영향을 미칩니다.

저는 점안 마취법, 무봉합절개, 핵수직분할법 등으로 단시간에 수술을 합니다. 안내 렌즈는 단초점 렌즈와 다양한 다초점 렌즈(p.117)가 있고, 육안으로 거의 다 볼 수 있는 다초점 렌즈 이식수술을 추천하지만, 의료보험으로 치료하는 경우에는 단초점 렌즈를 선택하고, 수술 후에는 안경으로 교정합니다.

POINT

병원 선택부터 진단, 렌즈 선택까지…
수술 날짜를 결정하기 전에 수술 전후 일정도 고려해야 합니다.

백내장의 수술 일정

'백내장일지도 몰라'라는 생각이 들었다면 수술이 가능한 안과에서 진료를 받습니다. 여기에서는 초진부터 수술이 종료될 때까지 일반적인 흐름을 소개합니다.

1 신뢰할 수 있는 안과에서 진찰

기술력 있는 안과 의사를 선택하는 것이 중요하다. 책과 매스컴 등 되도록 많은 정보를 수집한다. 광고에 현혹되지 말고 올바른 정보를 선택하는 것이 중요하다.

2 초진과 검사

문진 후, 시력검사, 현미경검사, 눈검사, 안저검사 등을 받는다.

3 진단

백내장의 진행 정도에 관한 설명을 듣고, 수술이 필요한 경우 수술에 관한 안내도 받은 후 수술 절차와 안내 렌즈에 대해 상담한다.

4 수술 전 정밀검사

수술을 받게 되면 정밀검사를 실시해 렌즈 선택(p.116)과 비용(p.120)에 대한 설명을 듣는다.

5 안내 렌즈를 선택한다

콘택트렌즈를 사용하는 사람은 각막의 왜곡을 바로잡기 위해 1개월 전부터 콘택트렌즈 사용을 중지하고, 그 후에 검사를 실시한다. 적어도 3회 이상의 데이터를 수집하고, 눈이 안정되어 있는지 확인한다. 다초점 렌즈를 사용하는 경우, 이 과정을 통해 오차를 없앨 수 있다. 의사의 소견과 자신이 원하는 바에 맞추어 최적의 안내 렌즈를 선택한다.

6 수술 날짜를 정한다

수술할 때까지 콘택트렌즈를 착용할 수 없다는 점, 1주일은 눈에 이물질이나 먼지가 들어가지 않도록 조심할 것, 여행이나 스포츠를 할 수 있을 때까지 일정 기간이 필요하다는 점을 고려하여 수술 날짜를 결정한다. 수술 3일 전부터 항균 안약의 점안이 시작된다.

7 수술 당일

- 아침 식사는 가볍게
- 안과에 도착하면 수술 전 검사
- 점안약으로 마취
- 수술복으로 갈아입고 수술실에
- 진정제 투여로 수면
- 수술 후는 안정하고
- 의료용 보호안경을 착용

수술은 5분 정도

8 수술 후 검사

- 수술 후 경과 검사는 다음날 또는 2일 후
- 수술 후 당분간은 안약 사용
- 정기적인 검사를 받는다.

수술 후 1주일 동안은 외출할 때 의료용 보호 안경을 착용한다.

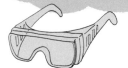

진료 받는 날 조심해야 하는 것

수술 후 원래 생활로 돌아갈 때까지의 일정입니다. 관혼상제 등의 불가피한 일정이 있으면 일정을 조정하여 수술 날짜를 정합니다.

초진 시 지참할 것

☑ 의료보험증

☑ 평소 사용하는 안경

☑ 현재 사용하고 있는 약의 이름이나 처방한 의료기관명

☑ 미리 문진표 작성해두기

☑ 혈당치 등의 검사 데이터(당뇨병의 경우)

☑ 차광 선글라스(산동제 사용 후를 위해)

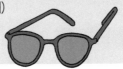

통원 시 주의해야 할 것

시력이 완전히 돌아올 때까지
자동차나 자전거를 운전하지 않는다.

산동제로 동공을 여는 검사가 있다. 4시간 정도 눈앞이 흐리고 사물을 보기 힘들어지기 때문에, 통원 시차를 직접 운전하지 않아야 한다. 혼자 외출이 불안하다면 가족이나 친구를 동반하면 좋다.

\ NG /

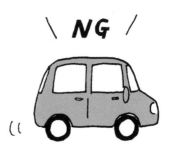

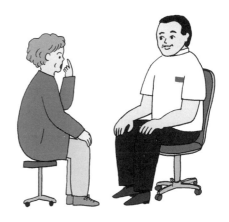

☑ 안과 이외에 큰 질병이나 수술을 한
적이 있는가?
언제, 어떤 질병으로, 어떤 치료를 받았는가?

☑ 과거에 당뇨병 또는 당뇨예비군(경
계형)으로 진단 받은 적이 있는가?
현재의 혈당치, 복용 또는 사용하는 약물

☑ 안경을 사용하고 있는가?
원용(근시용), 근용(원시, 노안용), 원근양용

☑ 콘택트렌즈를 사용하고 있는가?
소프트인지 하드인지, 최종 착용 날짜는 언제
인가?

☑ 흡연을 하고 있는가, 음주 습관의 유무

☑ B형, C형 간염, 매독, HIV 등 감염
병 유무

☑ 현재의 증상에 대해
'언제부터', '어느 쪽 눈에', '어떤 증상',
이 세 가지가 필수 항목

☑ 과거에 안과에서 치료나 수술을 받
은 적이 있는가?
언제, 어느 쪽 눈에 어디서(의료기관명), 어떤
치료와 수술을 받았는지 구체적으로 이야기
한다.

☑ 과거에 눈에 외상을 입거나, 눈과 머
리를 강하게 부딪친 적이 있는가?

☑ 현재 통원하고 있는 병원이 있는가
(안과 이외에도 모든 내용을 전달할 것)
무슨 병으로, 어느 의료 기관에 다니는지, 어
떤 약물(약제 명)을 처방 받았는지와 현재 사
용하고 있는 약의 부작용에 어떤 것이 있다고
들었는지 등을 구체적으로 전달해야 한다.

보호 안경을 착용하고
귀가 또는 입원

수술 후 즉시 보이긴 하지만 시력이 원래
대로 돌아가기까지는 시간이 걸린다. 수술
후에는 보호 안경을 착용해야 하고, 귀가
시에는 동행인이 필요하다. 안전을 위해 대
중교통은 이용하지 않는 것이 좋다.

다음날 수술 후 경과 검사를 받기 위해 통
원해야 하기 때문에 집이 먼 경우에는 가
까운 호텔에 머물거나 입원하는 것도 고려
한다. 수술 후 입원이나 귀가에 따라 후속
조치가 다르기 때문에 의사의 말에 따라야
한다.

백내장 수술의 마취는 점안 국소 마취만
실시되지만 진정제를 투여하기 때문에 수
술 후에 중심을 잡지 못해 휘청거릴 수 있
다. 다른 사람에게 부딪치거나 하면 위험하
므로 오래 걷거나 대중교통을 이용하여 귀
가하는 것은 피한다.

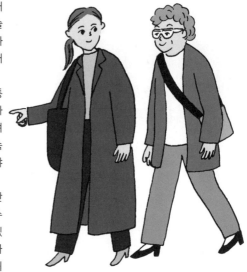

귀가 시 주의할 점

수술 후 바로 귀가하는 경우에도, 장시간
이동이나 혼잡한 거리를 배회하지 않아야
한다.

식사는 평소대로

수술 후 평소와 같은 식사를 해도 된다. 그
러나 최소한 1주일은 음주를 자제하는 것
이 좋다.

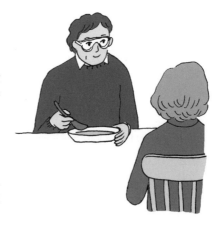

일상생활로 돌아가는 주요 타이밍

세안 시

얼굴을 물로 씻는 것은 1주일 전후로 가능하게 되고, 3일 이후부터는 물티슈 등으로 눈 부위를 피해 닦는다.

샴푸

샴푸는 미용실에서라면 3일 이후부터, 스스로 씻는 것은 1주일이 지난 후가 적당하다. 눈에 이물질이 들어가지 않도록 조심해서 감염을 막는 것이 중요하다.

목욕

수술 다음날은 목 아래 부분만 샤워한다. 입욕은 3일 후부터 가능하지만 눈에 물과 비눗방울 등이 튀거나 닿지 않도록 주의해야 한다. 목욕 직후에 처방된 약을 점안한다.

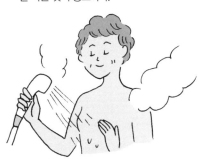

	당일	다음날	3일 후	일주일 후	1개월 후
세안	×	×	×	○	○
샴푸	×	×	△	○	○
목욕	×	×	△	○	○
화장 [아이 메이크업 제외]	×	×	△	○	○
화장 [아이 메이크업]	×	×	×	×	○
일 [사무]	×	×	△	○	○
일 [노동]	×	×	×	△	○
쇼핑	×	×	△	○	○
산책	×	×	○	○	○
스포츠	×	×	×	×	○
수영	×	×	×	×	○
여행 [가까운 곳]	×	×	×	△	○
여행 [먼 곳]	×	×	×	×	○

생활 패턴에 맞게 안내 렌즈를 선택하는 방법

백내장 수술에서 중요한 것 중 하나가 안내 렌즈의 선택 방법입니다. 임의의 한 점만 잘 보이는 단초점 렌즈는 의료보험이 적용됩니다. 근시나 원시뿐만 아니라 난시 및 노안도 치료할 수 있고, 가까운 곳과 먼 곳, 중간거리도 육안으로 볼 수 있는 다초점 렌즈를 사용하는 수술은 치료비를 자비로 부담해야 합니다(우리나라에서는 개인의 눈 질환 상태 및 병원의 수술 방법에 따라 치료 방법과 비용이 상이하므로 자세한 내용은 직접 상담을 받아보시길 추천드립니다._편집자 주).

그러나 비용에만 초점을 맞춰 수술을 결정하는 것은 경솔한 생각입니다. 단초점 렌즈는 수술 후에도 계속 안경을 사용해야 하고, 이에 따른 안경 구입비가 소요됩니다. 안경을 끼는 번거로움도 있습니다.

다초점 렌즈는 육안으로 보이는 범위가 넓고, 안경 없이 거의 볼 수 있습니다. 그럼에도 불구하고 독서처럼 가까운 사물을 보는 것이 중요한지, 운전 같은 먼 곳을 제대로 보고 싶은지, 목적에 맞게 신중하게 선택하지 않으면 만족도가 떨어질 수 있습니다.

단초점 렌즈를 선택하는 경우도 제가 개발한 '모노 비전 방식'이라면 상당히 넓은 범위를 육안으로 볼 수 있습니다. 한쪽 눈은 가까운 곳에, 다른 한쪽 눈은 먼 곳에 초점을 맞춘 렌즈를 선택하는 방법으로 뇌가 초점이 맞는 쪽의 정보를 선택하므로 가까운 곳도 먼 곳도 상당히 잘 보이게 되는 것입니다.

POINT
렌즈의 선택은 각각 개인의 상황에 맞추어 판단합니다.
가격과 보이는 방식을 이해하고 선택합니다.

안내 렌즈의 종류와 특징

안내 렌즈의 종류와 보이는 방식, 렌즈 선택 방법을 소개합니다. 기대했던 시력을 얻기 위해 중요한 지식입니다. 꼼꼼히 살펴봅시다.

단초점 렌즈

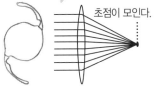

초점이 모인다.

초점이 모이는 거리가 하나뿐인 렌즈로 가장 중시하는 거리에 따른 도수를 선택한다.

다초점 렌즈

초점을 여러 곳에 둘 수 있는 렌즈. 2초점, 3초점, 확장형 초점이 있다. 난시를 교정할 수 있는 렌즈, 블루라이트를 차단할 수 있는 렌즈도 있다. 야간에 빛이 번져 보이는 헤일로 현상이나 산란광에 의해 보이지 않는 글레어 현상이 나타날 수도 있지만 시간이 지나면서 감소한다. 근시나 원시뿐만 아니라 노안과 난시도 고칠 수 있다.

가까운 곳의 초점   먼 곳의 초점

다초점 렌즈의 종류와 특징

아주 가까운 거리도 잘 보고 싶고, PC 화면도, 먼 곳도 잘 보고 싶다.

→ **확장형 초점 렌즈**
거리와 관계없이 보다 자연스럽게 보는 생활이 가능하다. 가까운 곳에서 중간 또는 중간에서 먼 곳까지 선택할 수 있다. 좌우의 도수를 약간 다르게 하는 마이크로 모노 비전 방식으로 모든 범위를 커버할 수도 있다. 블루라이트 차단도 가능하다. 가장 인기가 높다.

난시가 있지만 맨눈으로 가까이도, 중간도, 멀리도 보고 싶다!

→ **난시 교정 다초점 렌즈**
다초점 렌즈를 선택하면 기본적으로는 가까운 곳도 먼 곳도 보이지만, 난시가 있는 사람은 난시 교정 여부가 잘 보이느냐를 결정하는 중요한 포인트이다. 난시 교정도 가능한 다초점 렌즈를 선택하면 안경 없이도 잘 보이는 쾌적한 생활이 가능하다.

원중근 3초점 렌즈

→ **원중근 3초점 렌즈**
독서, 컴퓨터, 운전 등 원하는 근방시 2개 점과 원방시 1개 점을 선택하는 3초점 렌즈이다. 독서할 때와 운전할 때 잘 보인다. 문제는 10년쯤 지나면 렌즈에 물 분자가 침투하여 혼탁이 발생하고, 시력 저하가 일어날 가능성이 있다는 것이다. 혼탁이 발생하면 렌즈를 절단하여 작게 만들어서 제거한다.

독서하는 시간을 좋아한다! 외출 시 먼 곳도 선명하게 보고 싶다

→ **원근 2초점 렌즈**
빛을 원근 양방향으로 나누기 때문에 가까운 곳과 먼 곳이 아주 잘 보인다. 작은 글자도 먼 곳의 물체도 선명하게 보이지만, 중간거리는 잘 보이지 않는다.

수술 후에는
셀프 체크와 셀프 케어가 중요하다

백내장 수술을 받고 증상이 안정될 때까지의 시간은 개인차가 있습니다. 시력이 서서히 안정되고 렌즈의 굴절에 뇌가 익숙해지는 시간입니다. 젊으면 비교적 빨리 잘 보이게 되지만 연령에 따라 소요되는 시간이 다를 수 있습니다.

매우 안전한 수술이지만 수술 후 보이는 것이 기대했던 것과 다른 경우도 있습니다. 체감하는 정도에는 개인차가 있다는 것을 알아 둡시다.

수술 후 이전의 생활로 돌아갈 때까지의 일정을 지켜야 합니다. 수술 직후에는 과도한 일이나 운동을 피하고 회복될 때까지 기다려야 합니다. 눈을 문지르거나 눈으로 땀이나 물이 들어가지 않도록 불결한 환경에 접근하지 않는 등 감염 방지를 위한 노력이 필요합니다.

점안제는 처방에 따라 반년 정도는 지속적으로 사용합니다. 확실히 케어하지 않으면 합병증이 생길 수 있습니다. 격렬한 운동으로 렌즈 탈골이나 위치 이탈, 회전이 발생하거나 염증을 일으켜 안압이 올라갈 수도 있습니다. 수술 전에는 알지 못했던 유리체의 혼탁이나 망막박리 등이 나타나는 경우도 있습니다. 수술 후 세심한 관찰이 중요합니다.

POINT 안전한 수술이라고 해도 수술 후 관찰은 중요합니다.
보이는 방식에 대해 알아두는 것이 좋습니다.

백내장 수술 후에 보이는 방식

수술 후의 결과에 과대한 기대를 가지면 보이는 정도에 따라 불안을 느낄 수도 있으므로, 자주 있는 변화와 주의할 점을 소개합니다.

주의할 점

수술 후 감염에 요주의!
수술은 작은 절개로 끝나지만 완전히 아물 때까지는 그곳을 통해 세균이 들어갈 가능성이 있다. 수술 후에는 눈에 아무것도 들어가지 않도록 주의한다. 수돗물이나 땀도 이물질이다. 불결한 환경에 접근하지 않고, 처방된 점안약을 정확하게 지시대로 점안한다.

후발 백내장이란
수술로 안내 렌즈를 넣은 주머니(낭)는 살아있는 세포막이기 때문에 시간과 함께 섬유화될 수 있다. 이것을 후발 백내장이라 한다. 섬유화가 심해져 시력이 떨어진 경우, 몇 년 후에는 후낭막을 YAG 레이저로 절개해야 하는 경우가 있다.

자주 있는 보이는 방식의 변화

먼지 같은 것이 보인다
수정체가 혼탁할 때에는 알아채지 못했던 유리체의 혼탁에 따른 비문증, 망막열공, 망막박리, 유리체 출혈, 포도막염 등 질병에 의해 나타나는 경우도 있으므로 진찰을 받는 것이 중요하다.

눈부심을 느낀다
백내장을 앓던 사람은 지금까지 수정체가 황갈색으로 탁해져서 받아들이는 빛의 양도 적어지고, 특히 청색이 수정체에서 흡수되어 들어오지 않는다. 수술로 투명한 안내 렌즈를 이식하면 통과하는 빛의 양이 증가하고 푸른빛도 통과해 들어온다. 이 때문에 수술 후 당분간은 눈부심이나 사물이 창백하게 보인다고 느끼는 사람이 많다.

무봉합 수술이라면 1개월 후에는 안경을

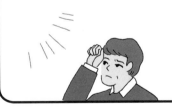

안경은 수술이 회복되고 나서 조정하게 되는데 최소 2주 후부터는 안경을 맞출 수 있다. 단초점 렌즈를 사용한 사람이나 다초점 렌즈라 해도 교정이 필요한 경우에는 시력이 안정되어야 안경을 맞추게 된다. 저자가 개발한 무봉합 수술에서는 시력 안정이 빨라 수술 1개월 후에 안경을 맞출 수 있다. 다초점 렌즈는 난시도 치료하기 때문에 나안(맨눈)의 시력이 좋아진다. 필요한 경우라면 반년 후에는 근시와 난시 치료를 위한 라식 수술도 가능하다.

백내장 수술은
비용이 얼마나 될까?

백내장 수술은 안내 렌즈의 선택에 따라 의료비가 달라집니다. 단초점 렌즈 이식수술은 의료보험이 적용되어 본인 부담은 10~30%입니다(다음 페이지 참조). 다초점 렌즈 이식수술의 비용은 렌즈의 종류와 의료기관에 따라 다릅니다. 2020년 3월까지는 선진 의료로 분류되어 있었기 때문에 의료보험에서 선진 의료 특약에 가입되어 있던 사람은 거의 전액 환불되었습니다(우리나라의 상황은 위 내용과 다를 수 있으므로 병원 상담을 받아보시길 추천드립니다_편집자 주).

그러나 현재는 선진 의료에서 제외되었기 때문에 다초점 렌즈 이식수술은 전액 부담하는 자유 진료와 일부 부담하는 선정 요양으로 나뉩니다. 백내장 수술은 기술자의 실력과 렌즈 선택이 결과에 반영됩니다. 경험치와 수술의 결과를 조사해서 비용 대비 효과를 판단하셔야 합니다.

연간 의료비가 10만 엔(약 106만 원)을 초과하는 경우, 확정 신고를 하면 의료비 공제에 의해 환급 받을 수 있습니다. 수술 후 시력 조절용 안경도 공제 대상입니다.

POINT

단초점 렌즈는 의료보험을 사용할 수 있습니다.
다초점 렌즈는 자유 진료와 선정 요양으로 분류되어 있습니다.

백내장 수술 비용의 개요

수술에 드는 비용도 신경 쓰이는 것이 당연합니다. 단초점 렌즈 수술과 다초점 렌즈 수술 비용의 기준을 소개합니다.

단초점 렌즈

공적 의료보험(의료보험 등)이 적용된다. 연령과 소득에 따라 1~3%를 부담. 고액요양비 한도액을 초과한 금액은 환불된다.
※ 고액요양비 한도액은 소득에 따라 다르다. 국민건강보험공단 등에서 확인이 필요하다.

한쪽 눈의 수술에 드는 비용

30% 부담의 경우 약 4.5만 엔(약 47만 원) + 검사비, 약값 등
20% 부담의 경우 약 3만 엔(약 32만 원) + 검사비, 약값 등
10% 부담의 경우 약 1.5만 엔(약 16만 원) + 검사비, 약값 등

두 눈의 치료에 드는 비용

(위 내용은 2020년 10월 기준 일본의 사례입니다. 우리나라의 수술 비용은 개인의 눈 질환 상태에 따라 상이하므로 병원 상담을 받아보시길 추천드립니다.—편집자 주)

+

안경 구입비(맨눈으로 초점을 맞출 수 없는 거리용)

※ 두 눈을 같은 달에 수술한 경우, 합산액을 기준으로 고액요양비 제도를 활용할 수 있다. 의료기관에 따라 양쪽 동시에 수술하는 곳도 있다.

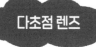
다초점 렌즈

다초점 렌즈 이식수술은 선진 의료 적용이 없어진 지금은 자비 수술과 일부를 부담하는 선정요양이 있다. 단순히 비용보다 수술 후 시력 등의 성과를 고려하여 판단하자. 진료를 받기 전에 홈페이지 등을 통해 확인해두면 좋다. 후카사쿠 안과(이 책의 저자가 운영하는 안과_편집자 주)에서는 자비수술의 방법을 선택하고 있다. 세계 최초로 다초점 렌즈를 개발한 후 30년간 수술을 경험해 왔지만, 환자의 80%가 다초점 렌즈를 선택하고 수술 후 시력은 거의 1.0 이상이 나오고 있다. 후카사쿠 안과의 경우, 다초점 렌즈의 수술 비용은 한쪽 눈 70만 엔(약 746만 원)부터다(2020년 10월 기준).

녹내장은
안압 등에 의한 시신경 장애다

녹내장은 시신경이 압박을 받아 시각 정보가 뇌에 제대로 전달되지 않는 질병으로 시야가 결여되어 보이거나 좁아집니다. 원인은 안압(눈 속의 압력)이 높아지는 것과 혈액순환이 원활하지 않은 것입니다.

수정체와 각막에는 혈관이 없기 때문에 안방수라는 액체가 영양과 산소를 운반하는데, 이 안방수의 양이 많아지면 안구가 단단해지면서 시신경을 압박합니다. 안압 기준치는 있지만 정상치에서도 녹내장이 나타나는 사람도 많기 때문에 시력 및 시야 검사, 단층 촬영 OCT 등을 통해 진단합니다.

시신경 주변의 혈류 장애와 압박이 원인인 경우도 있고, 고도근시나 안축이 짧은 원시인 사람의 발병률이 높으며, 당뇨병, 백내장도 원인일 수 있습니다. 유전적 요인도 영향이 있을 수 있습니다.

안구 내에서 물이 흐르는 길이 막히는 폐쇄우각 녹내장은 높은 안압으로 통증과 급격한 시력 저하를 동반하지만, 대부분의 녹내장은 매우 느리게 진행하기 때문에 말기가 될 때까지 인지하지 못하는 경우가 많아 각별한 주의가 필요합니다. 정기적으로 한쪽씩 눈 상태를 검사하는 것이 중요합니다.

POINT 녹내장의 원인은 눈 안의 압력 상승과 혈류 감소 때문이며,
안압이 정상이라도 녹내장일 수 있습니다.

녹내장은 눈 안의 수분량 이상

안구에 영양 등을 전달하는 수분이 제대로 배출되지 않으면 안압이 높아집니다. 이는 시신경을 압박하거나 혈액의 흐름을 저해하여 신경장애를 일으킵니다.

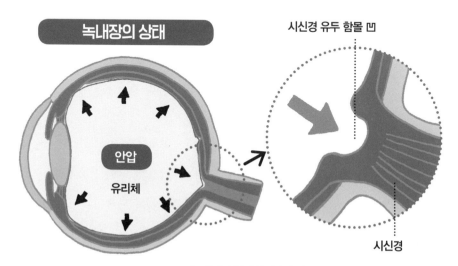

녹내장의 상태

안압

유리체

시신경 유두 함몰 凹

시신경

눈 안의 수분이 증가하면 안구가 빵빵한 공처럼 단단해지면서 시신경을 압박해 장애를 일으킨다. 망막과 시신경의 혈류가 나빠지는 것도 장애의 원인이다. 고도근시도 안구가 늘어나면서 안압이 높아지고, 강막의 구멍을 통과하는 시신경이 물리적으로 압박을 받아 녹내장의 원인이 된다.

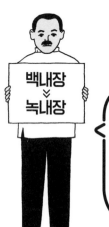

백내장
〉
녹내장

백내장이 진행되면 수정체가 부풀어 홍채를 들어 올립니다. 안방수가 흐르는 길인 우각이 좁아지고, 흐름이 나빠지면서 안압이 상승, 녹내장이 발병하는 경우가 많고, 이 때문에 실명하는 사람이 적지 않습니다. 녹내장의 치료를 위해 백내장 수술이 중요합니다.

녹내장은 수술로 치료할 수 있는 병이다

녹내장은 안압을 낮추는 것이 주된 치료입니다. 약물 치료와 수술이 있지만 약은 약간의 개선밖에 기대할 수 없습니다. 한 번 장애가 생긴 시신경은 재생하지 않기 때문에 가능한 한 빨리 적절한 수술을 받아 시신경을 보호해야 합니다.

백내장이 있으면 먼저 백내장 수술을 받은 후, 녹내장 수술을 합니다. 수술법은 안방수가 배출되는 슐렘관의 길을 넓히는 수술, 그 앞의 섬유주대를 절개하거나 절제하는 수술, 세포 분열 증식억제제(MMC)를 병용하는 수술 등이 있습니다. 내시경을 통해 모양체를 레이저 응고로 안방수를 줄이는 수술, 금속제의 통로를 삽입하는 수술도 있습니다.

녹내장 수술 요법이 잘 알려져 있지 않은 까닭은 녹내장 수술을 완벽하게 수행할 수 있는 의사가 많지 않기 때문입니다. 또한 최근에는 시신경에 혈액 흐름을 증가시키는 치료가 시작되어서 그 효과도 발표되고 있습니다.

POINT 녹내장의 증상이 발견된다면, 조기 수술로 시신경을 보호해야 합니다.

녹내장은 외과적 치료가 효과적

녹내장이 발견되면 최대한 빨리 안압을 낮추는 것이 중요합니다.
즉시 점안 치료를 시작하고 늦기 전에 수술을 받도록 합시다.

안압을 낮추는 수술

섬유주대 절제술(여과 수술)

우각에 있는 안구 내 체액 배출구 역할을 하는 망상의 조직인 섬유주대가 색소 등에 막혀 체액 흐름이 나빠지면서 안압이 상승한다. 막힌 곳을 잘라내고 체액을 별도의 통로를 통해 결막 아래로 흐르게 하는 것이 여과수술이다.

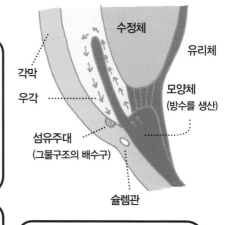

슐렘관 수술(유출로 개선 수술)

섬유주대를 통과하는 체액은 슐렘관으로 들어간다. 관이 좁으면 저항력이 강해지기 때문에 절개나 임플란트 등으로 벌려 체액을 흐르기 쉽게 만드는 수술이다.

모양체 수술

방수를 생산하는 모양체를 내시경으로 관찰해서 레이저 광선으로 응고시켜 방수 생산량을 줄이는 방법으로 안압을 내리는 수술이다.

물을 단숨에 마시면 급성 녹내장 발작이 일어날 수 있습니다

실제로 물을 단숨에 마시게 되면 급격히 안압이 오르게 됩니다. 저도 시험 삼아 1리터 정도의 물을 한 번에 마신 다음 머리가 어지러워져 확실히 안압이 상승한 것을 자각한 적이 있습니다.

예전에는 5분 동안 물 1리터를 마시고, 그 후 안압을 검사하는 '녹내장유발검사'를 하기도 했지만 녹내장의 경우 안압이 갑자기 올라 시신경장애가 더 심해지는 위험한 검사이기 때문에 지금은 실시되지 않습니다. 체구가 작은 사람은 500ml의 물로도 안압이 상승할 수 있습니다.

하루에 2리터 이상의 물을 마시는 건강법도 있는데 조금씩, 여러 번 나누어 마시는 것이 중요합니다.

망막박리는
시력 장애와 실명으로 직결된다

외부에서 들어온 빛이 굴절해 상을 맺는 곳이 망막으로 이곳에 장애가 발생하면 정확한 시각 정보를 얻을 수 없고, 잘 보이지 않게 되어 최악의 경우 실명할 수 있습니다.

대표적인 것이 망막박리로 어린이와 젊은 세대에서는 눈에 물건이 부딪히는 등의 물리적인 원인에 의해 일어나기 쉽습니다. 다음으로 많은 50대에서는 노화로 유리체 섬유가 줄어들고, 눈을 격렬하게 움직이다가 그 탄력으로 인해 섬유가 망막을 잡아당겨 찢어지고, 이 열공으로 망막 아래에 물이 들어가 망막이 분리됩니다. 이런 경우 최대한 신속하게 치료해야 합니다.

선진국에서는 망막 유리체 수술을 당연시하는 추세이지만 일본에서는 버클링 수술이라고 하는 결막을 크게 절개하는 오래된 방식의 수술이 이루어지고 있습니다. 망막박리가 일각을 다투는 시급한 수술로 알려져 제대로 확인도 하지 않은 채 수술을 받아 수술 후 시력이 개선되지 않은 사람이 많다는 것은 유감스러운 일입니다. 망막박리라고 해도 침착하게 수술 방법을 확인하고 실력 있는 안과 의사의 수술을 받는 것이 중요한 고려 사항입니다.

POINT
**망막박리는 시간이 승부를 결정하는 무서운 질병입니다.
수술 기술에 따라 되돌리는 시력에도 차이가 납니다.**

망막박리는 유리체 수술 방법이 현대적이다

망막이 안저에서 벗겨지면 망막에 영양 공급이 끊겨 필름 기능을 잃고 실명하게 됩니다. 최대한 빨리 최신의 유리체 수술을 받는 것이 중요합니다.

망막박리의 상태

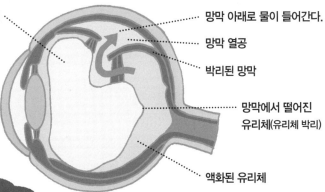

겔 상태의 유리체

망막 아래로 물이 들어간다.

망막 열공

박리된 망막

망막에서 떨어진 유리체(유리체 박리)

액화된 유리체

망막 유리체 수술

유리체 절단
망막과 유착되어 잡아당기고 있는 유리체를 절제해, 망막을 원래의 위치로 돌려놓고, 망막 아래의 물을 빨아들인다.

관류액
안구의 형태를 유지하기 위해 유리체에 주입하는 액체이다.

조명
수술을 위해 눈 안쪽을 비춘다.

망막박리는 시간이 승패를 가릅니다. 평소에 망막박리에 관한 증상과 수술 방법에 관한 기초 지식을 알아 둡시다. 두 눈으로 보게 되면 한쪽 눈에서 망막박리가 일어나도 알아차리지 못할 수 있습니다. 눈을 한쪽씩 체크하는 습관이 중요합니다.

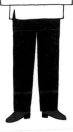

시급히 진찰을 받자

당뇨병성 망막증은 실명의 위험성이 높다

당뇨병 합병증 중 하나인 당뇨병성 망막증은 실명의 위험성이 높은 무서운 질병입니다. 혈당치가 높으면 종말 당화산물(AGE)이 늘어나고, 더욱 혈당치 등락이 심해져 혈관 벽이 손상되고, 가는 혈관이 막히거나 약해집니다. 당뇨병성 신증, 당뇨병성 신경증도 같은 이유로 발생합니다.

혈관이 막히면 혈액 흐름을 정상화하기 위해 약한 신생 혈관이 만들어지고, 여기에 출혈이 발생하면서 염증 반응이 발생함으로써 증식막이 만들어져 유리체와 유착해서 망막을 잡아당기게 되어 망막박리가 일어나기도 합니다.

당뇨병은 자각 증상이 적기 때문에 방치하기 쉽지만 합병증이 생기는 경우 되돌릴 수 없습니다. 환자들에게 "당뇨병이 있나요?"라고 물어도 "당뇨병은 없습니다"라고 답하는 일도 적지 않습니다. 안과 의사는 혈관을 눈으로 볼 수 있기 때문에 내과보다 먼저 당뇨병을 발견하는 경우도 많습니다.

POINT

본래 있을 필요가 없는 신생 혈관과 증식막이
눈의 기능을 빼앗을 수 있습니다.

망막의 모세혈관 트러블

망막에 분포한 미세한 혈관을 통해 산소와 영양이 공급되고 있습니다. 이 혈관이 막히면 산소가 결핍되고 다양한 이상 증상이 발생합니다.

당뇨병으로 혈관에 문제가 발생하면

신생 혈관

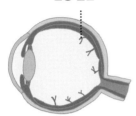

증식막

염증으로 인해 망막 위나 망막과 유리체 사이에 막이 생긴다.

망막박리

신생 혈관이 망막 및 유리체를 유착시켜 유리체의 수축을 계기로 망막을 손상시킨다. 터진 틈으로 물이 스며들어 망막박리가 일어난다.

혈관이 막혀 혈류가 부족하면 그 부분에 혈류를 재개하기 위해 새로운 혈관이 뻗어 나온다. 신생 혈관은 쉽게 터지며 유리체와 우각 등 본래 혈관이 없는 곳까지 뻗어나가 혈관 신생 녹내장 등의 문제를 일으킨다.

유리체 출혈

신생 혈관이 유리체 안까지 뻗어, 출혈이 발생한다.

column

신생 혈관이란

본래의 혈관이 제대로 작동하지 않을 때 신체의 길항작용으로 인해 만들어지는 바이패스와 같은 혈관으로 약해서 터지기 쉽고, 이로 인한 출혈이 발생하기 쉽습니다. 당뇨병성 망막에 생기는 것 이외에도 다음과 같은 것이 있습니다.

- 맥락막 신생 혈관: 병적 근시와 황반변성증 등에 의해 발생하는 신생 혈관
- 각막 신생 혈관: 콘택트렌즈 등에 의해 각막에 산소가 부족하게 되면 본래 혈관이 없는 각막 안으로 혈관이 침입합니다.

혈관유도성 항진

혈관벽에서 혈액의 성분이 새어 나와서 시력 조정에 중요한 황반부에 고여 황반부종을 일으키고, 시력 저하와 왜곡을 발생시킨다.

당뇨병성 망막증의 예방과 치료법

당뇨병성 망막증은 발병 후에는 치료가 매우 어려운 질병입니다. 혈당 관리를 통해 예방하는 것이 중요합니다. 66페이지에서 소개한 당질 제한과 식이섬유를 섭취하는 식생활로 전환하여, 고혈당 상태가 지속되거나 혈당이 심하게 변동하지 않도록 잘 조절해야 합니다. 저는 당뇨병성 망막증을 예방을 위해 당질 제한을 우선시해야 한다고 생각합니다.

당뇨병성 망막증이 발병하였다면 증상에 따른 치료를 선택합니다. 망막 황반 부종은 혈관 내피 세포의 증식에 의해 터지기 쉬운 신생 혈관이 늘어나는 것을 억제하는 항 VEGF 항체를 가진 유리체 주사가 효과적입니다. 국소적인 부종과 모세혈관의 누출에는 레이저광 응고 등으로 망막 출혈과 부종을 막을 수 있습니다.

증상이 진행하여 증식막이 심하게 확장된다든가 망막박리를 일으키고 있는 경우라면 수술을(p.127 참조) 해야 합니다. 좋은 안과 의사를 찾는 것이 결과를 좌우합니다.

POINT
증상이 일어나고 있는 곳을 치료합니다.
치료의 근본은 혈당치 개선이 필수입니다.

당뇨병성 망막증은 내과와 안과가 연계해서 치료해야 한다

당뇨병성 망막증에서 우선 필요한 조치는 당질 제한으로 혈당을 안정시키는 것입니다. 그 다음 안과 치료를 받아야 합니다.

우선 당뇨병 치료부터

혈당을 높이지 않는 식사
혈당치의 급격한 변동에 따라 혈관이 부담을 받으면 위험하다. 안저출혈을 일으키지 않기 위해서라도 당질제한식(p.66 참조)을 해야 한다.

안과에서의 치료

망막박리를 일으켰다면
증식성 당뇨병성 망막증에 의한 망막박리는 증식막 처리 등 일반적인 유리체 수술보다 어렵기 때문에 숙련된 안과 의사를 찾아 빨리 수술 치료를 받는 것이 좋다.

망막 부종 등 항 VEGF 약물
당뇨병에서 미세 혈관이 막히기 시작하면 혈류가 막힌 부분에 혈관 내피 증식 인자(VEGF)가 작용하여 신생 혈관을 만든다. 이것을 억제하는 것이 항 VEGF 항체로 유리체에 주사한다.

신뢰할 수 있는 당뇨병 전문의를 찾아간다
당뇨병은 혈관 질환이기도 하므로 혈당치를 낮추는 것뿐만 아니라 혈관 내피를 보호하기 위해 혈당치 변동 폭을 적게 유지하는 것이 중요하다. 그러한 의학적 지식을 가지고 당질제한식을 처방해줄 수 있는 당뇨병 전문의를 찾는 것이 중요하다.

레이저광 응고
혈관에서 누출되는 혈액 등의 누출점과 혈류가 없어져 신생 혈관이 생길 것 같은 부분에 레이저광을 조사하여 출혈을 멈추거나 혈관이 생기는 것을 억제한다. 레이저가 너무 강하면 나중에 파열될 우려가 있기 때문에 약한 파워로 규칙적으로 조사할 필요가 있다. 황반부에 레이저를 조사하면 안 된다. 시력을 잃을 수 있다.

스테로이드 주사
망막의 염증을 억제하기 위해 스테로이드 주사를 이용한 대증 요법을 실시할 수도 있지만 혈관 자체가 데미지를 입고 있기 때문에 그다지 효과는 기대할 수 없고 항 VEGF 항체 주사 쪽이 효과적이다.

---

column

당뇨병성 망막증으로 진단받았다면
당뇨병성 망막증은 다른 망막 질환보다 치료가 어렵습니다. 발병 후 시간이 흐르면 모세혈관은 전체적으로 성능이 저하되기 때문에 국소 치료를 해도 계속해서 증상이 발생합니다. 당질 제한 같은 눈에 부담을 주지 않는 혈당 컨트롤법을 이해하고 있는 내과에서 치료를 하고 혈관을 직접 볼 수 있는 안과외과의가 경과를 관찰할 필요가 있습니다. 무엇보다 중요한 것은 본인이 위기감을 느끼고 진지하게 당질 제한이나 수술 치료에 임하는 것입니다. 만만하게 보아서는 안 됩니다.

황반변성은
시력 저하의 큰 원인이다

망막에서도 시력과 가장 관계가 깊은 황반부에 장애가 생겨 물체가 왜곡되어 보이거나 시력이 떨어지는 것이 황반 질환입니다. 유럽에서는 수십 년 전부터 노화에 의한 실명 원인의 선두로 인식되어 있지만 일본에서는 진단 기준이 정해져 있지 않아 뒤처지고 있습니다.

노화로 인해 황반 조직에 도루젠이라는 노폐물이 축적되고, 망막 세포가 수축하는 것이 초기 단계입니다. 질환이 진행됨에 따라 혈류장애 등이 심해지고 망막 아래에 신생 혈관이 생긴 후 찢어지면서 혈액 성분이 누출 삼출형으로 발전합니다.

초기라면 건강보조제 복용과 블루라이트 차단을 통해 진행을 억제할 수 있지만, 삼출형에 이르면 빠른 치료가 필요합니다. 첫 번째 선택은 혈관 내피 성장 인자 (VEGF)를 억제하는 항 VEGF 항체를 유리체 내에 주입하는 것입니다. 황반 상막과 망막의 분리가 일어나면 수술(p.127 참조)을 해야 합니다. 반부 질환은 황반원공, 황반부종, 황반상막 등이 있으나 수술 치료는 비슷한 방법으로 실시되기도 합니다.

POINT 시력에 밀접하게 관련된 황반부에 생기는
노화와 산화 스트레스로 인한 질병입니다.

황반변성이 발생하면

눈의 보는 기능의 핵심 부분이라 할 수 있는 황반부. 염증이 생겨 황반상막이 부으면 빛이 정상적으로 상을 맺지 못하고 왜곡되거나 흐릿하게 보입니다.

황반부

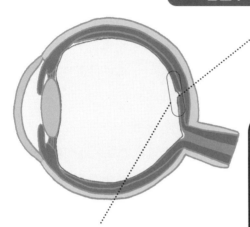

중심와
황반부의 중심으로 사물을 보는
데 있어 가장 중요한 장소이다.

황반부
망막 중에서도 상을 맺는 중심부로
시력과 밀접하게 연관되어 있다.

황반변성증의 셀프 체크

☑ 시야에 결여된 부분이 없는가?
☑ 시야에 어두운 곳이 없는가?
☑ 변형되어 보이지 않는가?

19페이지의 암스 색상 차트로 체크해보세요.
반드시 한쪽 눈씩 차례로 실시합니다. 나이가
들수록 평소에 위의 세 가지를 체크하는 습관
을 가집니다.

항 VEGF 항체 유리체 주사

신생 혈관의 증식을 막는 항 VEGF 항
체라는 약을 유리체나 망막에 주사하는
방법이다. 국소요법이므로 증상을 완화
시키거나 진행을 멈추게 하는 효과를 기
대할 수 있다.

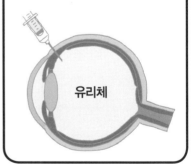

유리체

스테로이드 주사

상황에 따라서는 염증을 억제하기 위해
강막 외부에 스테로이드를 주사하는 경
우도 있다.

근시를 치료하는
라식과 ICL에 관한 지식

1992년 독일에서 세계 최초의 근시수술인 라식이 개발되었고, 저도 개발에 참여하여 1994년부터 일본에서 처음으로 라식 수술을 시작했습니다. 꿈같은 근시 교정수술이라는 화제 속에 합병증이나 나쁜 결과에 대한 주의사항을 정확히 설명한 후 시술이 진행되었습니다.

당시에는 기술이 있는 안과 의사만 수술을 할 수 있어서 좋은 평판을 받았습니다. 그러나 얼마 지나지 않아 예를 들면, 성형외과와 같은 안과 이외의 시설에서 수술이 시행되면서, 가격 경쟁이 시작되었고, 수술 실패나 예상치 못한 결과가 문제되기 시작했습니다.

저는 현재 가벼운 근시 교정에만 한정하여 라식 수술을 하고, 고도 근시는 ICL(유수정체 안내 렌즈 이식수술)을 실시하고 있습니다. 추후에 백내장 수술을 하게 될 경우, 정확한 안내 렌즈 도수를 알아야 하기 때문에 가능한 한 각막의 왜곡을 일으킬 수 있는 라식 수술을 지양하고 있습니다.

근시 수술은 기술력 및 수술 경험 등을 충분히 고려하여 반드시 실력 있는 전문의를 찾아가는 것이 중요합니다.

POINT
일반적으로 보급된 수술이라고 해서 아무 곳이나 가지 않습니다.
경험 있는 안과 의사에게 최신 기술의 수술을 받아야 합니다.

수술로 치료할 경우 라식 또는 ICL

안경이나 콘택트렌즈를 이용하지 않고 근시를 교정하고 싶다면 각막을 절개하여 뚜껑을 만들고, 각막 층을 깎아 평평함을 되찾아주는 라식 수술과 수정체와 홍채 사이에 안내 렌즈를 넣는 ICL 수술이 증가하고 있습니다.

라식(iLasik) 수술

최신 라식 수술. 눈 모양을 정확하게 분석 가능한 시험 장비로 측정하고, 저침습 레이저로 각막 표면에 플랩(뚜껑)을 만든 후 엑시머 레이저로 각막의 굴절률을 바꾼다. 플랩을 닫으면 자연스럽게 흡착하고, 회복도 빠르다. 눈부심과 번짐도 줄어든다. 각막을 깎아내기 때문에 고도근시 수술로는 적합하지 않다.

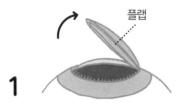

플랩

1

수술 전에 점안제로 마취한다. 레이저로 각막 표면을 절개하고 플랩(뚜껑)을 만든다.

≫

플라잉스팟
엑시머 레이저

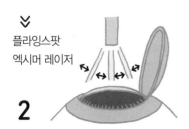

2

각막실질에 엑시머 레이저를 조사하여 굴절율을 정확하게 교정한다. 플랩을 덮으면 자연스럽게 흡착한다.

ICL(안구 내 렌즈) 수술

수정체를 남겨놓은 채 홍채와 수정체 사이에 안내 렌즈를 삽입하는 교정수술. 도수가 바뀌면 바꿔 끼우기가 가능하고, 각막을 깎아내는 것이 아니기 때문에 나중에 백내장 수술을 받을 때도 도수에 영향을 주지 않는다.

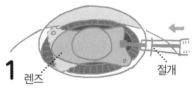

1 렌즈 절개

수술 전에 점안제로 마취하고, 다이아몬드 메스로 각막을 3mm 정도 절개하여 접은 ICL(안내 렌즈)을 삽입한다.

≫

렌즈
수정체

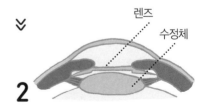

2

단면도. 수정체를 남겨두고 홍채 사이에 렌즈를 넣는다.

속성으로 이해하는 안과 검사

건강 진단이나 평소 눈 진료에서 실시하는 검사에 대해 알고 있습니까? 익숙한 이 검사는 다음과 같은 목적에서 이루어집니다. 이 외에도 치료 전에는 필요에 따라 최신 안과 검사 장비를 이용하여 검사가 이루어집니다.

시력 검사

알파벳 C와 같은 모양의 고리(란도루토 환)의 일부가 열려 있고, 열려 있는 방향을 묻습니다. 확인할 수 있는 고리의 크기로 시력을 수치화하는 검사입니다. 육안의 시력 외에 안경이나 콘택트렌즈로 교정한 시력도 측정하여 시력의 상태를 확인합니다. 내 눈이 어떻게 보고 있는가를 알 수 있는 검사로 실제 굴절력과 다를 수 있습니다.

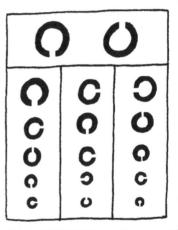

각막과 수정체에서 빛이 굴절되어 망막에 상을 맺는데 그 굴절률을 확인하는 것입니다. 시력 검사가 스스로 볼 수 있는 능력에 대한 검사인 데 반해 굴절 검사는 객관적인 굴절력을 확인하는 검사입니다. 자동 굴절력 검사기(들여다보면 열기구가 보이는 기계)로 먼 곳의 풍선에 눈의 초점을 맞추고, 적외선을 쏘아 본래의 반사되는 수치와의 차이를 확인합니다. 근시, 원시, 난시 등의 굴절 이상이 있는지 여부와 그 강도(정도)를 알 수 있습니다.

굴절 검사

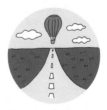

안압 검사

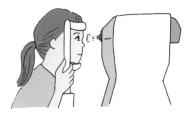

눈 내부의 압력(안압)을 측정하는 검사로, 녹내장의 진단, 약물이나 수술에 의한 안압의 변동 등을 확인합니다. 눈에 공기를 불어넣는 '비접촉식'과 의사가 확인하는 '접촉식'이 병용되기도 합니다. 정상 수치는 10~21mmHg이지만 각막이 얇으면 수치가 낮은데 대부분의 일본인은 안압이 낮기 때문에 녹내장의 90%가 정상 안압에 해당되어 수치는 참고 자료로만 활용합니다.

시야 검사

시야가 결여되어 있지 않은지 알아보는 검사입니다. 한쪽 눈을 가리고 정면의 한 점에 시선을 고정한 후 그 주위로 깜박이는 빛이 보이는 범위에 빛의 지표가 보이는지 여부로 확인합니다. 정적 검사와 동적 검사가 있습니다. 녹내장 등 눈 질환 외에도 시신경 이상, 뇌 이상 검사도 이루어집니다.

안저 검사

약(산동제)을 이용하여 동공을 열어 두고 동공을 통해 망막, 망막의 혈관, 시신경의 상태 등을 보는 것이 안저 검사입니다. 자각 증상이 없는 눈의 질병을 발견하는 외에도 안저는 인체에서 유일한 혈관의 상태를 직접 육안으로 관찰할 수 있는 지점이기 때문에 고혈압이나 당뇨병, 동맥경화를 발견할 수 있는 검사입니다.

세극등 현미경 검사

세극등 현미경이라는 특수한 기계로 각막이나 수정체, 유리체, 홍채, 각막과 홍채 사이 등을 조사하는 검사입니다.

※이 검사 이외에 필요에 따라 별도의 전문 검사가 이루어집니다.

후회하지 않을 안과 의사 선택 방법

눈은 일상생활에서 마주하게 되는 정보의 90%를 수용하는 단 2개뿐인 중요한 장기입니다. 눈의 치료, 특히 눈 수술은 의사의 기술력이 그 후의 시력을 크게 좌우합니다. 좋은 의사를 선택하는 데 고려해야 할 포인트들을 소개합니다.

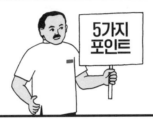

POINT 01

대학병원이나 큰 병원이라고 안심하지 않는다.

안과뿐만 아니라 대학병원이라서, 큰 병원이니까 안심이 된다고 생각하는 사람이 많지만 잘못된 편견입니다. 대학병원에서 수술을 했지만 결과가 만족스럽지 않아서 저에게 다시 치료를 받으러 오는 많은 환자들을 통해 "이런 치료를 받아야 하는데", "더 일찍 왔더라면…" 하고 생각하는 경우를 많이 봐 왔습니다. 대학병원과 종합병원은 교육 병원이기도 하고, 매번 다른 의사에게 치료를 받게 될 수도 있습니다. 좋은 결과를 얻기 위해서 사전에 세심히 알아보고, 수술을 받고 싶은 신뢰할 만한 안과 의사를 찾는 것이 중요합니다.

POINT 02

안과 전문의인가?

백내장이나 망막박리 같은 전문 영역의 치료는 안과 전문 병원이 아니면 치료할 수 없지만 급속히 보급된 라식이나 안내 렌즈 ICL 수술 등의 근시 교정 수술은 미용외과계(성형외과) 등에서도 실시하고 있습니다(우리나라도 같은 실정인지는 확인이 필요한 부분입니다._편집자 주). 과도한 선전이나 할인으로 모객하고 있는 곳도 적지 않으므로 잘 알아보고 제대로 판단해야 합니다.
수술 후에 올바른 케어와 만에 하나 합병증이 발병했을 때 적절한 처치를 받을 수 있는, 어떤 수술이라도 가능한 안과 외과의에게 진료를 받아야 합니다.

POINT 03

검사 및 수술 장비는 최신인가?

시설이 좋다고 해서 반드시 수술을 잘하는 것은 아닙니다. 최신 장비를 갖추고 있어도 의사가 그 장비를 다룰 수 있는 기술과 판단력이 없으면 좋은 치료를 받을 수 없습니다. 하지만 기존의 장비로 치료를 계속하려는 것보다는 최신 기기로 업데이트 하는 것이 더 나은 치료를 위한 열의를 가지고 있는 것임은 틀림없습니다. 요즘에는 홈페이지 등에서 검사와 수술에 대해 상당히 자세하게 확인할 수 있습니다. 사전 확인은 필수 사항입니다.

POINT 04

인터넷을 맹신하지 않는다.

요즘은 무엇이든지 인터넷을 통해 궁금한 것을 손쉽게 알아볼 수 있습니다. 눈 질병에 대해서나 안과 수술에 대한 정보를 인터넷에서 조사하는 것은 나쁘지 않지만, 랭킹 사이트나 명의 사이트에 반드시 정확한 정보가 게재되어 있다고 할 수는 없습니다. 또한 검색 상위에 올라 있는 것이 사실은 광고 때문일 수도 있습니다. 양심적인 의사라면 광고비를 지불하는 것보다 최신이자 최고인 의료기기를 도입하는 쪽을 택할 것이기 때문입니다. 수술이 잘되지 않아서 저에게 추가적인 치료를 받기 위해 내원하는 환자들도 많습니다. 인터넷에서 검색하실 때에는 이 책을 참고하셔서 기초 지식을 가지고 올바른 정보를 선택하고 판단하시기 바랍니다.

POINT 05

체험자의 말을 들어본다.

가까운 사람 중에 백내장과 녹내장 치료를 받은 적이 있는 사람의 의견을 들어 보는 것도 좋은 방법입니다. 그러나 친한 사람 한 사람에게 듣는 것만으로는 부족합니다. 되도록 많은 의견을 듣고, 그에 더해 인터넷이나 책을 통해 연구하는 신중함이 필요합니다.

저도 예전에는 TV에 출연하거나 일반인을 위해 책을 내는 것을 '본업 외'의 일로 생각해서 내켜 하지 않았지만, 정보 부족으로 후회하는 많은 환자들을 만나면서 정확한 정보를 제공하는 것의 중요성을 깨닫고, TV 프로그램이나 책, 잡지 등을 통해 관련된 지식을 전하고자 노력하고 있습니다. 혼자서 판단하지 말고, 몸소 체험한 사람들의 목소리에도 귀를 기울입시다.

사실이야? 거짓이야? 눈에 관한 Q&A

소중한 눈인데 소문이나 평판으로만 믿는 사람이 있습니다. 최상의 치료법과 케어 방법에 대해 안과 전문의 입장에서 답해 보겠습니다.

Q1 눈이 흐릿해서 안 보이는데 바빠서 치료 받을 시간이 없다.

A 눈의 증상은 변화를 알아채기 어렵고, 흐리게 보이거나 시각에 결여가 생겨도 조금 지나면 회복되는 일도 잦아서 '시간이 날 때 병원에 가야지' 하고 생각하는 사람들이 적지 않습니다. 그러나 그 증상이 일각을 다투는 망막분리나 녹내장의 초기일 수도 있습니다. 이상을 느끼면 즉시 진료를 받는 것이 철칙입니다. 특히 한쪽만 나쁘면, 두 눈으로 보고 있을 때 이상을 알아채기 어렵습니다. 아침에 일어나면 오른쪽과 왼쪽을 번갈아 한쪽씩 보고, 변화가 있는지 확인하는 습관을 가지십시오.

Q2 40대인데, 라식을 받고 싶다!

A 라식 수술의 혜택을 많이 받을 수 있는 나이는 30대까지입니다. 노안은 생각보다 빨리 나타납니다. 라식 수술을 받으면 근시는 나아지지만 가까운 곳이 보이지 않는 노안 증상이 빨라질 수 있습니다. 다초점 안경과 콘택트렌즈로 대응하면서 백내장이 발생하는 연령에 이르면 수술을 받고, 다초점 안내 렌즈를 선택하는 것이 효율적인 대처 방법입니다. 각막을 깎는 수술을 하면 백내장 수술 시 안내 렌즈의 도수를 결정하기 어려워질 수 있습니다. 꼭 라식 수술을 하고 싶다면 유수액체렌즈(ICL)를 이식하였다가 나중에 백내장 수술을 하게 되었을 때 꺼내는 것이 좋습니다.

Q3 40대를 위한 안약은 눈의 피로에 효과적이다?

A 현대인은 눈의 피로가 증가하고 있기 때문에 안약의 종류도 점점 늘어나고 있습니다. 특히 눈의 이상이 나타나기 쉬운 40대, 50대를 겨냥한 비타민 B12, B6, B2, A, E, 그 외에도 네오스티그민, 아스파라긴산 등이 함유된 안약이 시판되고 있습니다. 눈의 피로와 안구건조가 심한 날 일시적으로 사용하는 것은 큰 문제가 없지만 근본적으로 눈을 보호하는 가장 좋은 성분은 눈물이라는 것은 잊지 말아야 합니다. 따라서 눈물을 씻어내 버리는 안약을 상용하는 것은 오히려 역효과를 가져올 수 있습니다.

Q4 백내장 초기라면 상황을 지켜봐도 좋다?

A 시력이 떨어졌다 생각하고 안과를 찾아간 사람이 "백내장 초기입니다"라는 진단을 받은 경우, 안과 의사에 따라서는 "상황을 지켜보고 아무래도 앞이 보이지 않게 되면 수술을 합시다"라고 말하는 경우가 있을 수 있습니다. 하지만 진료를 한 의사라면 이미 병증을 파악하였을 것입니다. 치료 없이 방치해서 질환이 호전되는 경우는 단 1%도 없습니다. 더군다나 백내장으로 인해 녹내장이 유발되는 경우도 매우 많습니다. "아직 젊으니까"라 며 안심하고 상태를 지켜보는 사이에 녹내장이 생기게 된다면 큰 낭패를 볼 수 있습니다. 백내장 진단을 받으면 즉시 백내장뿐만 아니라 녹내장이나 망막박리 수술에 정통한 안과 의사를 찾아가 진료를 받아야 합니다.

Q5 수술을 받으면 시력은 완전히 회복되는가?

A 백내장이나 라식 등의 수술을 받는 사람이 늘고 있습니다. 잘 보이지 않는 채로 생활하는 것보다 제대로 수술을 받는 것이 좋습니다. 하지만 수술을 받으면 완벽하게 잘 볼 수 있을 것이라고 생각하는 사람이 많은데 반드시 그렇게 되는 것은 아닙니다. 지금보다 훨씬 편안하게 볼 수 있을 것이란 점은 보장할 수 있어도 완전함을 기대하면 치료 결과에 대한 낙담으로 이어질 수 있습니다. 첫째, 수술 후의 일상에서 어떻게 보이는 방식을 우선하고 싶은가에 대한 몇 가지 옵션이 있으므로 의사와 상담하는 것이 중요합니다. 둘째로 이전보다 잘 보이는 것을 긍정적으로 받아들이는 자세도 필요하다고 생각합니다.

Q6 안경을 착용하면 눈이 더 나빠진다?

A 근시 환자가 안경을 쓰면 눈이 더 나빠진다고 생각하는 분들이 많다는 사실에 놀라곤 합니다. 근시가 진행되는 것은 안축이 길어지기 때문으로 안경과는 무관합니다. 이것이야말로 도시 괴담입니다. 시력이 나쁜데 교정을 하지 않으면 시력의 조절 근육에 부담이 계속되어 점점 더 잘 안 보이게 됩니다. 눈의 피로도 증가하고, 눈으로 충분한 정보를 받아들일 수 없게 됩니다. 시력 검사를 제대로 받고, 필요한 경우 안경을 착용하는 것이 눈 건강을 지키는 길입니다. 노안도 마찬가지입니다. 노화를 인정하고 싶지 않아서, 보이지 않아도 돋보기를 사용하지 않는다면 눈에 부담을 줄 뿐만 아니라 어깨 결림이나 두통의 원인이 됩니다. 시력이 떨어지면 인지 능력도 떨어지는 것을 잊지 마세요.

마치는 말

후카사쿠 안과는 일본에만 국한되지 않고 전 세계에서 환자가 찾아옵니다. 연령층도 아이들부터 고령자에 이르기까지 다양합니다.

수술을 받고 시력을 되찾고 싶은 분들이나 "선천성 백내장으로 포기하고 있었지만, 25세에 수술을 받고 지금까지 볼 수 없었던 신호등이 보이고, 안심하고 도로를 건널 수 있게 되었습니다", "삶의 희망을 잃고 있었는데 90세에 수술을 받고 나서 외국어를 공부하고 해외에 가고 싶어졌습니다.", "10살 때 열병으로 시력을 잃고, 70세인 지금에 와서야 각막 이식, 백내장과 유리체 수술을 받고 볼 수 있게 되었습니다. 시간은 되돌릴 수 없지만 앞으로 일본 곳곳을 여행하고 싶습니다.", "치매라고 생각했던 86세의 어머니가 백내장 수술 후 잘 보이게 되었고, 완전히 명랑해지고 이야기도 많이 하시게 되었습니다.", "고향의 병원에서는 치료할 방법이 없다고 맹인학교를 권유 받아야 했던 6살짜리 딸의 눈을 고치게 되어서 일반 학교에 입학할 수 있었습니다." 등의 많은 감사 인사를 받는 것이 제게는 가장 큰 보람입니다.

환자들의 건강한 삶으로의 복귀가 저 자신에게는 매일매일의 에너지가 되고 있습니다. 단지 올바른 지식이 없기 때문에 치료를 포기하거나, 잘못된 치료로 시력을 잃는 사람이 없기를 바랄 뿐입니다.

저는 미국에서 안과 공부를 시작할 때, "꼭 세계 제일의 안과 의사가 되겠다."고 결심했습니다. 젊을 때부터 전 세계의 선배들에게 가르침을 구해왔고,

지금은 안과의 전설이 된 의사들과도 직접 교류할 수 있었습니다. 그런 노력을 거듭해 오면서 감사하게도 미국안과학회에서 최고의 상을 20회 수상하고, 2017년에는 서양안과학회에서 역사상 가장 뛰어난 안과 외과 의사를 표창하기 위해 제정된 '크리칭거 어워드'를 수상하기도 했습니다.

그리고 시대가 더욱 진보하여 이제는 온라인 매체를 통해 이루어지는 원격 학술대회에서 손쉽게 세계 선두를 달리는 의사와 함께 경험과 지식을 공유할 수 있게 되었고, 거기서 배운 것들을 환자에게 전달할 수 있게 되었습니다.

정확한 진단과 올바른 치료가 인생을 좌우한다고 해도 과언이 아닙니다. 안과는 특히 어려운 정밀한 치료와 수술을 하는 전문 분과입니다. 제가 쓴 이 책을 통해 눈에 좋은 생활 방식과 눈 질환의 올바른 예방과 치료를 이해하고, 최적의 선택을 하셔서 생애 최고의 시력으로 100세까지의 인생을 만끽하시기를 간절히 바랍니다.

2020년 11월

후카사쿠 히데하루

세계 최고의 안과의사가 알려주는
100세 눈 건강법

초판 1쇄 인쇄 2021년 10월 1일
초판 1쇄 발행 2021년 10월 7일

지은이 후카사쿠 히데하루
옮긴이 오나영

대표 장선희
총괄 이영철
기획편집 정시아, 이소정
마케팅 최의범, 조히라, 강주영, 이정태
디자인 최아영
외주디자인 이창욱
일러스트 tent

펴낸곳 서사원
출판등록 제2018-000296호
주소 서울시 마포구 월드컵북로400 문화콘텐츠센터 5층 22호
전화 02-898-8778 **팩스** 02-6008-1673
이메일 cr@seosawon.com
블로그 blog.naver.com/seosawon
페이스북 www.facebook.com/seosawon
인스타그램 www.instagram.com/seosawon

ⓒ후카사쿠 히데하루 , 2021

ISBN 979-11-90179-97-3 03510

• 이 책은 저작권법에 따라 보호를 받는 저작물이므로 무단 전재와 무단 복제를 금지합니다.
• 이 책 내용의 전부 또는 일부를 이용하려면 반드시 저작권자와 서사원 주식회사의 서면 동의를 받아야 합니다.

• 잘못된 책은 구입하신 서점에서 바꿔드립니다.
• 책값은 뒤표지에 있습니다.

서사원은 독자 여러분의 책에 관한 아이디어와 원고 투고를 설레는 마음으로 기다리고 있습니다.
책으로 엮기를 원하는 아이디어가 있으신 분은 이메일 cr@seosawon.com으로 간단한 개요와 취지, 연락처 등을
보내주세요. 고민을 멈추고 실행해보세요. 꿈이 이루어집니다.